人可以不生病嗎？

病的始因

倪氏漢唐經方

序

《黃帝內經・靈樞》第六十六篇百病始生，岐伯曰：「風雨寒熱不得虛，邪不能獨傷人。卒然逢疾風暴雨而不病者，蓋無虛，故邪不能獨傷人。」這說明了，外來的疾病之所以能夠進入人體，都是因為人體表虛。然而外來的病邪有千萬種，永遠研發不盡，再加上人類自製研發的病邪，更是不盡其數，基本上，我們只需要保持表不虛，外來的病邪就無法侵入。還有就是由內而發的病邪，也就是「邪由心生」，如中醫所說「內」的虛實，「實」就是有東西堵到，在臨床上也可以看到很多症狀，表現出實證，譬如說大便便秘、小便秘、嚴重頭疼、腸胃腹部脹滿、放屁多、肌肉痛、關節痛、胸痛等等，因為堵到了，所以製造出病邪。「虛」就是空虛的，不夠的，很多時候虛證看不到什麼病邪，但是可以看到病人表現出很多虛證，譬如說流汗不止、精神萎靡、全身無力、疲乏、說話沒有力氣、走幾步路就氣喘不停，必須坐下休息，亦無法久站、小便控制不住、大便便秘或是淌泄無法控制，甚至於不知原因的全身酸痛等等，這些情況很多時候是沒有病邪的，西醫驗血驗尿，或是各種高價精密的儀器也查不出來，找不到病的原因，很多時候醫生也是束手無策，只能跟你說，去吃些止痛藥或是多種維他命之類無傷大雅的輔助品，或是給你一些抑鬱藥，讓你服用了以後，跟一個活死人一樣，整天都迷迷糊糊的，不知道怎麼回事。服用西藥後的副作用之一可能包括在夜間睡眠時頻繁經歷惡夢，在中醫來說，這種現象是直接影響到了腎的健康。

大部分的人都知道，會生病的原因，實質上都在於人體的虛實，會得病的根本因素，是正氣不足（虛），而不是何種病邪的問題，病邪有千萬種，人體的免疫系統卻都是一樣的，如果去研究各種不同種類的病邪，並且必須使用各種不同的藥物來抵抗，那千萬種病邪，就必須研究出千萬種不同殺毀和預防的藥物，來治療和預防病邪。如果研究如何將人體加強免疫系統，使病邪不得侵入，讓自身免疫來抗病邪，這樣不是要比研究藥物來抵抗和預防來的簡單很多嗎！以生意上的角度來說，先研究各種病邪，再研究使用何種藥物以消滅和預防病邪所花的成本，一定會比研究加強人體免疫系統的錢多很多，而且人只有一條生命，沒有第二條生命來試試看，不是嗎！我經常跟病人說"if there is business, there will be no health care. If there is health care ,there will be no business"，這是永遠不變的道理，有了健康，醫療界就不會有生意了。所以在這個世界上除了你自己和你的親人以外，還有誰在乎你的身體健康？而受到病痛折磨的，也只有你自己，任何人都感受不到你的痛苦，一切痛苦都是自己承擔，任何人也不能幫你承擔。今天你為你的健康所付出的，都是為自己做的，不是為別人，無論是好是壞，是對是錯，決定都在你自己，結果都是落在你自己的身上。

現在一般在臨床上看到的，大部分都是虛證，因為科技的進步，時代的轉變，市場的競爭，使得很多人讓工作佔據了休息時間，甚至於睡眠時間。也有很多人因為在休息時間，做了過多額外的事情，導致體力消耗過度，進而造成人體的虛弱，讓病邪有入侵的機會。而每個人身體的體質不同，即使是同樣的病邪侵入人體之後，所得到的症狀也有所差異，所以必須要「辨證論治」，才能施與正確的治療。根治是每個病人都想要的，也是醫生想要的。中醫研究了幾千年，西醫也研究了幾百年，都想找一種所謂的「奇跡藥」（Miracle Pills），希望可以根治所有的病，但是到目前為止都沒有找到。依我個人的看法，根本就沒有這種奇跡的藥，唯有加強自身免疫系統來抵抗病邪，不讓任何病邪侵入，這樣才能讓有病的人快速的恢復健康，健康的人永遠保持健康身體，病邪無法侵入。

同樣的，人在生病時，如果只注重研究病邪，以及用何種藥物來消滅病邪，這也只能暫時的讓身體感覺舒服，如果身體沒有恢復，病邪還是能再度的侵入，所以人在生病、在服藥的同時，醫生也會囑咐病人多休息，這就是讓病人的身體儘快恢復健康，用自身的免疫力來抵抗病邪。如果要根治的話，醫生就必須要找出病人為何得病（西醫到目前為止還沒有任何病是可以根治的）。假設人體是因為虛，導致病邪的侵入，如果只是用補虛的方法來排除病邪，而不找出導致虛的原因，這種治療只是暫時的，不能永久，因為沒有找出虛的原因，一段時間後，人體又成為虛的狀態，病邪又可以再次的侵入。譬如說張仲景先師的「桂枝湯」，桂枝湯是用在於表邪，也就是病邪還在停留於淺表部位，使用桂枝湯是去表邪，因為表虛了造成病邪的入侵。桂枝湯中還有甘薑棗，這是護胃生津的，所以會要求病人喝完桂枝湯後，喝一碗清粥，這就是要病人急速的恢復腸胃系統。仲景先師認為，人體的固表功能在於腸胃，所以為之。但是如果病人不改變造成腸胃虛弱的原因，再次的虛弱，病邪又有可能再次的侵入人體，會再次得病。

很多時候也可以看到實證，所謂的實證也就是有淤堵，有東西堵到了。人體的運行是暢通的，不允許有淤堵，無論是營養品或是排泄物，每日都必須流暢清除，任何的停滯，都會造成病邪的產生。

這種實證也是因為平時生活在各方面沒有保持平衡造成的，有很多人認為按照西醫的體檢和每天保持服用各種營養品（維他命），就能保持身體健康，加強免疫系統功能，但是誰又知道你的身體會不會把太多的部分排除，而如果不排除，又會不會因為累積過多造成其他問題呢？（太過與不及都是失去平衡）。所以在治病時，不但要去除淤堵，還要改變病人平時生活中的習慣，保持適當的平衡，才能做到根治。

要保持身體健康最主要的關鍵是在於精、氣、神，很多修行的人都是在養精氣神，越能保持體內有充分的精氣神，身體就越是健康。要保持體內有足夠的精氣神，最重要的是儘量不要耗損太過，做到不去消耗，才是真正能養足精氣神的主要方法。就像要想富有，必須要做到如何節制一樣，是相同的道理。那我們如何去節制使用精氣神呢？首先就是要少用眼看東西，現在的人每天眼睛都盯著手機看，要不就是看電腦螢幕，而且還持續不停，這是最耗神的動作。其次就是少說話，說話也是很耗神的一件事，還耗去精與氣，因為在說話的同時，你要動腦子去想，同時還要收集很多資料才能對話。再來就是少給自己精神壓力，做不到的事不要勉強，要知足，滿足才是真正的幸福，一定要活在當下。

美國漢唐中醫倪伯時

於美國佛州11／19／2023

前言

倪醫師從事中醫工作四十多年，致力於保持患者身體的平衡，以獲得最好的健康和保健。他是能量醫學學科從業者的老師。能量醫學以例如針灸、草藥、整體生活方式和有效的自然療法，來針對疾病。而西方醫學僅憑診斷和控制，最多再加上一些簡單的管理。

倪醫師在臺灣出生，於1980年代完成中醫培訓。1988年移民美國，1992年在佛羅里達州取得針灸師執照，1996年與同為佛羅里達州中醫師的長兄倪海厦創辦漢唐中醫學院。長兄倪海厦的專長包括中國傳統文化的五術，山醫命相卜，神奇的針灸、中草藥學和食藥，配合他的命理學是他留給後人的最大貢獻。

當倪伯時二十來歲時，在臺灣遭遇了一場摩托車事故，這次經歷為他提供了一堂關於中醫救治的教學和實踐課程。他的膝蓋被破傷，發炎感染了，走路時一瘸一拐，痛得很厲害。他的女友是一名西醫護士，她主張清洗感染的傷口，並警告說如果治療不當，伯時可能會失去一條腿。但他不想屈服於西方的做法，因此詢問他的長兄倪海厦（當時在臺灣已經是很有名的中醫師）是否可以幫助他。海厦施針並告訴伯時不要擔心膝蓋，它自然就會痊癒。只在小腿處紮了一針，伯時就感覺到氣湧至傷口處；二十分鐘後，儘管有腫脹和感染，但疼痛消失了。到第二天早上，腫脹都消退，並且感覺到破傷處瘙癢，也看到皮膚慢慢癒合。基於身體能在重傷後快速、積極的恢復，倪醫生按照自己的意願，開始學習針灸和中醫。

「我最初是在臺灣跟隨周左宇老師和徐濟民老師學習針灸的」，倪醫生說，「我哥哥倪海厦是我前班的畢業生」。他說：西醫非常依賴技術來分析和診斷疾病，沒有任何真正的治療，只有一些控制性的藥物，來幫助病人減輕痛苦，如果技術或儀器都無法找到原因，那麼除了症狀管理外，患者將被送回家而無後續治療。診斷只針對身體功能不正常的部分。

此外，如果診斷明確但無法治療，那麼病人的病會被列為無法治癒或無望，於是，患者只能被送回家，學習如何「忍受」疾病，盡可能地控制疾病的不適，通過藥物和物理治療鍛煉。在深入研究中醫歷史的過程中，倪伯時進一步提升了自己的專業技能，因為他的針灸療效顯著，甚為當地百姓讚譽，也有很多西醫都會跟他們的病人說，「要找針灸師就找倪醫師」，因此，在1994年，他被當地的報紙特別報導了「針灸如何止痛」的故事，並被列為頭版新聞。1995年其長兄倪海廈正式移民遷入美國，1996年與其兄創建漢唐中醫學院，在美國佛州Merritt Isnad建立桃花島。2000年獲得博士學位。通過他的教育和多年的臨床經驗，他了解到，通過簡單觀察，可以由身體內部（不）平衡與外部環境情況之間的連繫來「看到」患者的狀況，進而找到合適的治療方法，在絕大多數情況下實現治癒。他認為，健康與不健康是人類生活習慣的結果——健康的好壞都起源於運動睡眠和生活習慣的平衡（或不平衡）、對飲食和工作的平衡（或不平衡），以及與日常生活的協調（或脫節）。自然能量流動和減弱的季節性環境。事實上，中醫是一個哲學理論，即所有的疾病都是由於身體和環境的深層平衡分開了而造成的；人類是與世界和宇宙更廣泛聯繫的一部分。中醫的目的是與我們體內的能量迴圈相互作用，並與我們周圍的環境相互連繫。醫生的目的是教別人如何預防疾病，如果生病了，通過適當的藥物治療，快速的使身體恢復健康，並要求病人必須要改變生活習慣（每個病人的情況都有所不同），來引導身體和精神的重新平衡，且保持平衡。身體健康：瞭解中醫以保持身體平衡，邀請讀者深入瞭解，整體意識和對眾生所擁有的生命力的反應。此處的材料取自倪醫生的培訓和他的診所網站：https://drboni.com。他專注於氣，即賦予生命活力和功能的能量，而不是指身體本身運動或迴圈，也不是體內的液體。這本書為初學者提供了對中醫的看法，邀請他們在醫生的指導下，通過做出有益於健康和平衡的個人選擇，過上充滿活力和健康的生活。每一章都提供了對疾病和健康的見解，旨在教導每個人如何全面發展，而不是只是控制疾病和減少能量來應對疾病及其症狀。這本書是每個人的基本指南，無論其健康與否，尤其是對於那些西醫沒有治好，另外尋求整體自然生命賦予的途徑的人。

參考資料

此書參考資料來自《黃帝內經》和倪伯時醫師治病三十多年來的經驗，為病人尋找生病的源頭，以達到根治的目的。很多醫生或是病人都認為，生病的時候只要按時服藥，就能夠達到根治的目的，經過倪伯時醫師的仔細研究和與患者的臨床交流，他能夠真正瞭解人類生病的根源，再配合他所學的經方來治療，能快速的讓病人減輕痛苦，讓病人感到絕對的信心，同時要求病人完全配合治療，如此不但解決了病人的病，同時永不再犯。根據他多年實際的操作，終於證明了他的觀念是完全正確的，同時也可以運用同樣的觀念做到治未病的目標，所謂「上工治未病，下工治已病」，這樣才能讓還沒有生病的人不生病，讓已經生病的人，完整且快速的擺脫病魔的虐待。

介紹：健康意味著什麼？為什麼藥物不能根治？

在今天的醫療界中，不論是西醫還是中醫，甚至其他任何形式的醫療，都還沒有找到對所有疾病的根治方法，完全只能做到暫時的掩飾、安撫、減輕病痛的程度。有些治療方案只能維持幾個小時到幾天，有些治療方案可以維持的時間較為長久，但是都只是暫時，而不是永久的。這些問題我相信所有的醫生都知道，也都會跟病人說明一切。

健康意味著什麼？

成為一個健康的人意味著什麼？成為病人意味著什麼？這些問題對於討論當今時代的整體健康至關重要。在西方，我們會感到身體不適，並接受機器和診斷技術的測試來治療我們的疾病。醫生辦公室制定了規程，患者因病而來，如果診斷不是很明顯，則會開始進行測試，以便做出診斷。然而，科技診斷並不等同於可以用科學的方法來解決問題。科技只是提供了一套不斷增長的術語來添加到疾病清單中，而沒有開發出針對個別疾病和情況的康復方法；此外，基於技術的測試通常無法檢測到細微的疾病，從而導致患者在沒有治療或治癒的情況下生活在不適中。通常在這些情況下，病人會被告知，「這一切都是你的心理作用」，或者「想辦法減輕你的壓力」，或者「我們無能為力，休假或改變你的生活環境」。換句話說，如果基於機器的測試結果表明一切都「正常」，但仍然感覺不舒服，那還有什麼辦法呢？

這個故事來自我的一個病人。布藍達（Brenda）親身體驗過西方治療疾病方法的摧殘。就她而言，她被診斷出患有甲狀腺問題。結果，她按照西醫的方法服用了混合不當的複方甲狀腺藥物，昏迷了二周半，也就是將近18天。那段時間，她幾次心臟停止跳動、中風、肺衰竭、牙齒斷了，還得了肺炎、尿路感染和葡萄球菌感染。醫生認為，由於遭受這些創傷，她已經腦死亡。然而，她確實從昏迷中甦醒，但無法行走、說話、吞咽或移動。她的丈夫決定嘗試中醫，並帶她來我的診所。經過五個月的中藥強化治療，布藍達的病情有所好轉，她只需每週服用幾次低劑量的甲狀腺藥物。她已經完全停用了其他治療高血壓、臨界糖尿病和高膽固醇的藥物。現在她回到了自己的生活，可以放縱了她對繪畫的熱愛。

中醫積累了數千年的觀察和驗證，對人們健康狀況的結論，至今仍然有效。它是一門自然科學、物理科學，也是一門與天、地、眾生連繫的哲學，不依賴於現代科技儀器。連接不僅是外部的，它們也存在於身體內部。相互關聯的層次鞏固了中醫的哲學。因此，中醫依賴於這些相互連繫的平衡原則：陰、陽、表、裡、虛、實，寒，熱的平衡，所有這些都結合在一起，影響著一個人的身體狀況。

中醫從業者持有一種根深蒂固、長期堅持的健康標準，該標準基於一種全面的健康方法。他們使用患者自己身體的症狀，來確定該特定人的正常、健康的存在狀態，以區別於該特定人的異常症狀所代表的病態。他們總是關注飲食消化、睡眠、大小便、生理機能的平衡或和諧，並且每天都感覺良好。他們還教導患者每天檢查自己，以利用身體自然的自我修復能力，而不是在出現健康問題時或每年在醫生辦公室進行標準檢查。人體可以說是最精密和最複雜的結構，就連最精密的儀器也看不到完整的結構，因為科技只能看到可以看到的部分，有很多部分是科技看不到的，譬如說一個人的精神和體力是沒有機器可以衡量的，所以科技不能講述一個實際完整的健康，只能看到能看到的，看不到的並不代表不存在。

到目前為止，機器還無法檢測到一個人的感覺或健康、疾病或兩者之間的特殊情況。它們可以顯示骨折、器官生長、血液含量異常，但不能顯示患者自稱的疾病感。每日自我檢查建立與自己身體和環境的常規協調，讓預防成為健康的常態，而不是在生病之前認為健康是理所當然的。

一個健康的人應該表現出這些特徵：很少感冒或感染病毒；有足夠的自然能量進行日常活動，無需小睡、興奮劑或維生素；保持正常的食欲和健康的身高、骨骼結構和年齡體重；每天感覺很舒服；醒來時感覺為新的一天做好了準備；並感到平靜和自信地處理任何一天發生的事情；每天都有正常的排泄，等等，後面將有詳細的介紹。

透過這本書的閱讀旅程，將深入探索我對中醫（TCM）的知識和實踐，並對「氣」這一概念有一個基本的瞭解。第一部分介紹了中醫的基本原理，並提供了一種替代方法，用以解決西方醫學常見的僅在疾病發生後才進行治療的問題。第二部分針對致力於預防的人士，提供簡單的自我評估工具及對將食物視作藥物的理解，同時強調疾病的診斷應該由專業的中醫師來進行。第三部分邀請您瞭解醫患關係，包括醫生可以為那些尋求健康的人提供的一些智慧和實踐。最後，我想讓你知道，要想健康，你應該懂得如何自然地幫助自己，而不是僅僅跟隨西方的醫療科技趨勢，被動地對科技診斷做出反應和依靠。不論是中醫還是西醫都知道，預防是最好的治療，預防本身就是一種治療方式。通過學習中醫的一般原則，然後學習如何實施這些原則，在醫師的指導下，針對個人需求進行調整，每個人都能找到最適合自己的方式來追求與保護健康。

患者證詞

在2002年，【今日佛羅里達Florida Today】報紙上發表了一篇關於倪伯時醫生使用中醫的理念治療病人的文章，我可以親身證明他的治療理念是成功的。每年耶誕節，我都會因嚴重的鼻竇感染和發燒而住進急診室。倪醫生為我開了一些草藥來治療我的肺部積水；我整天打噴嚏和咳嗽，清除了肺部的積水後，症狀就此消失。這一切在一天內發生。從2002年到2022年，我再也沒有遇到任何類似的問題。我告訴大家，「去找倪醫師看病吧！」

查理斯王德士

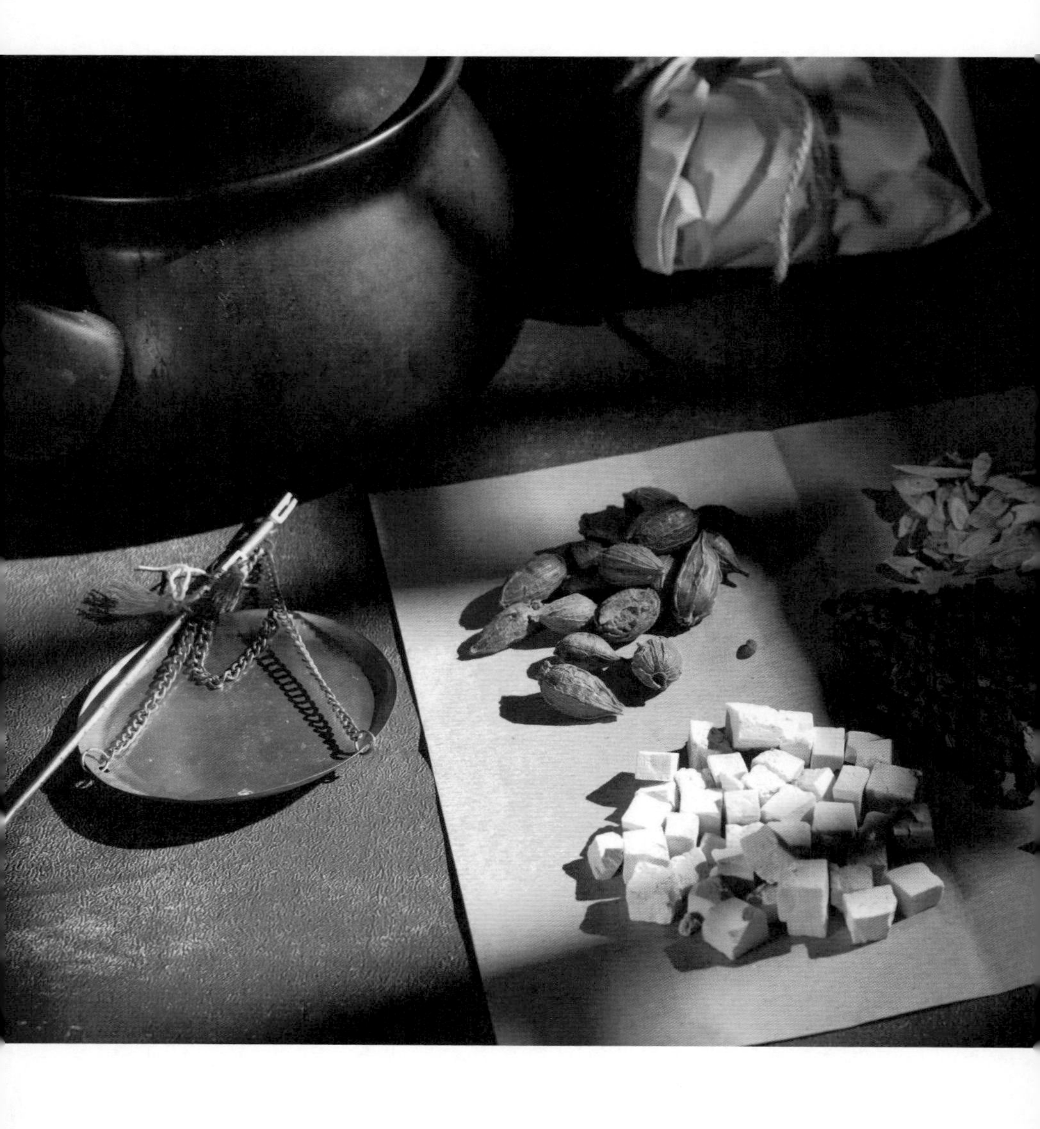

目次

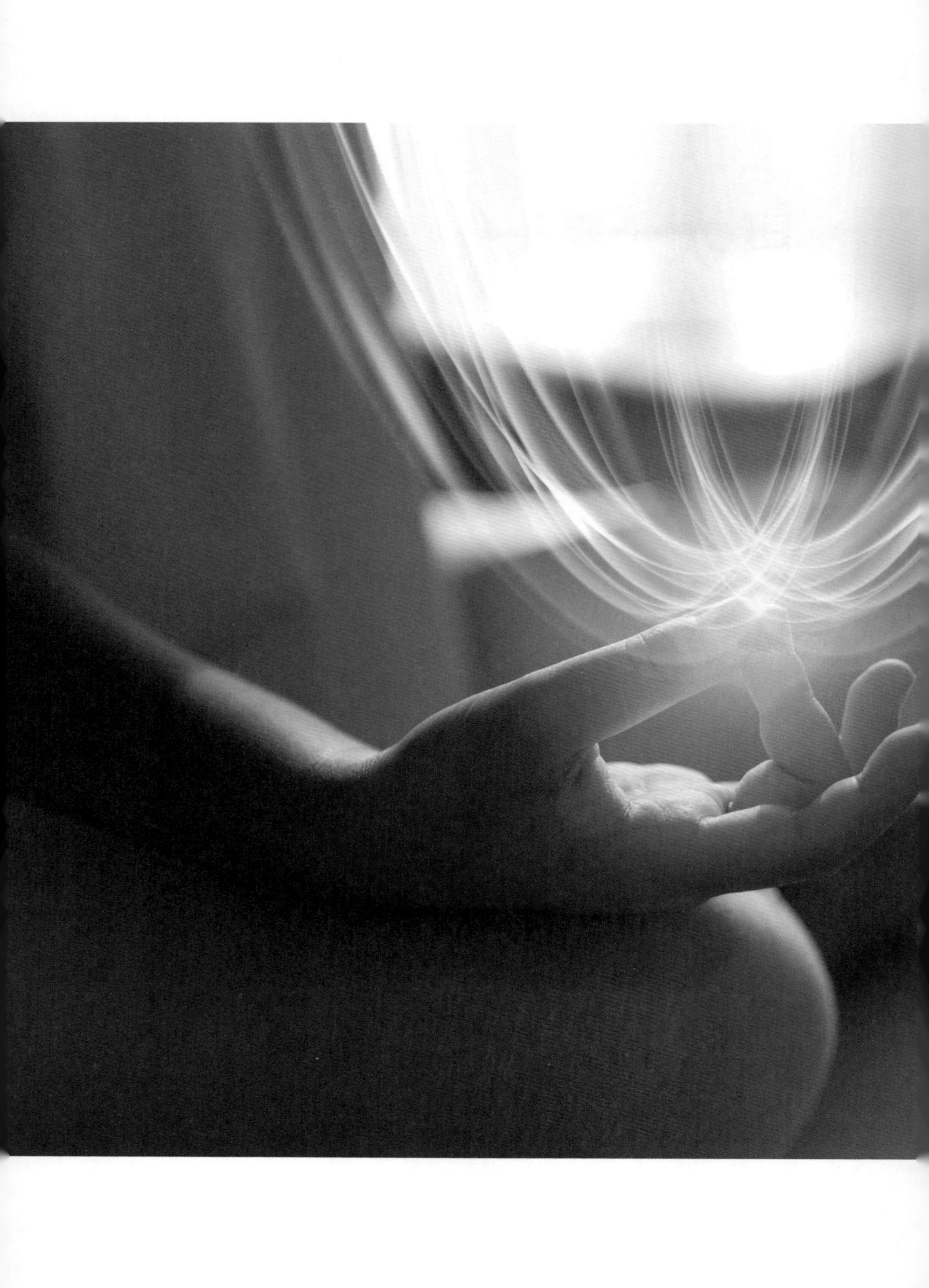

第一部

中醫——平衡

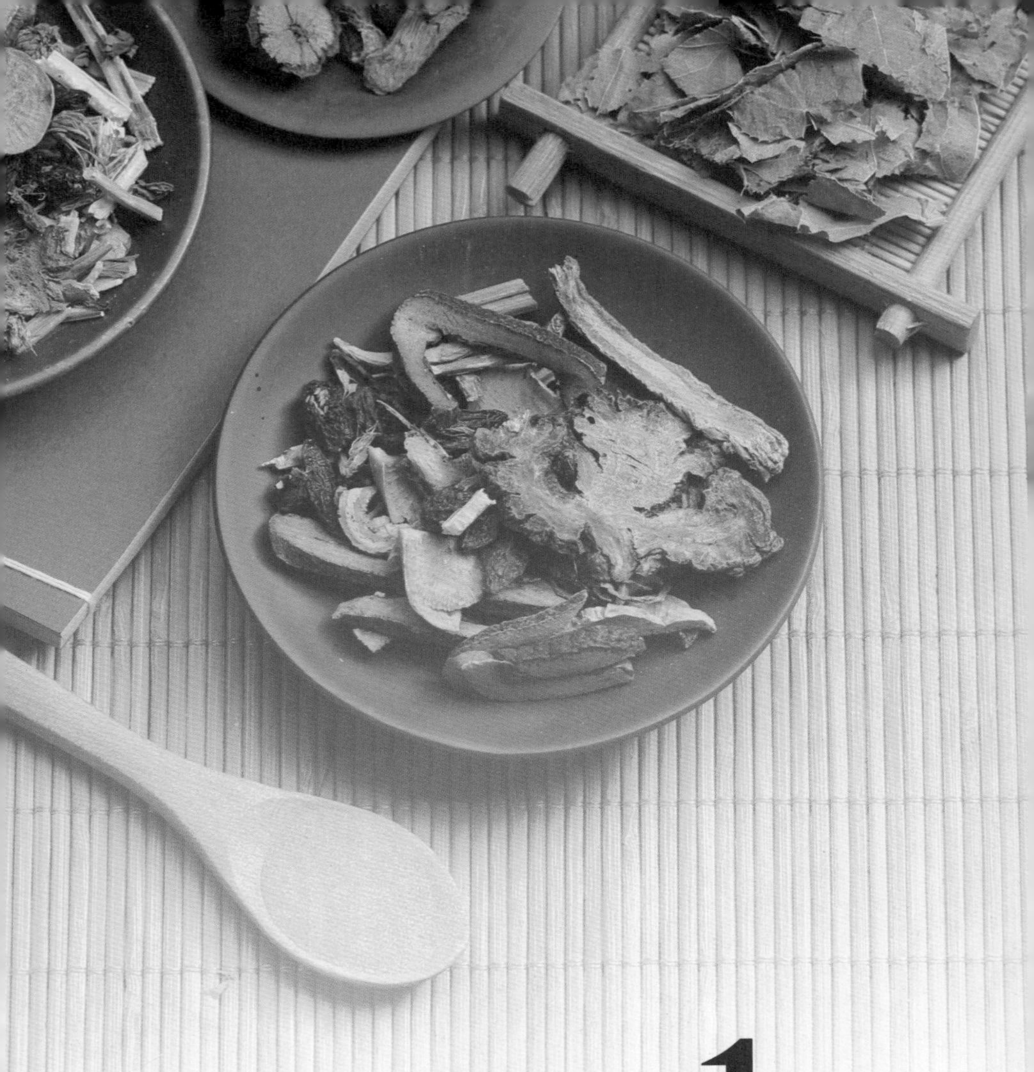

第1章 平衡：中醫的基本原理

我在本章中的目的是介紹中醫（TCM）如何提醒人們注意平衡生活以保持健康的基本概念。人總是會生病，生病是正常的，是生理和心理所不應產生的症狀現象，人體是血肉之軀，食五穀雜糧不可能不生病。生、老、病、死是生命必經的過程，即使是病邪，它也有生老病死。生病不可能沒有藥治，更不會沒有根治，所以中醫也有很多治病的方法，理論中的八綱：陰陽，表裏，虛實，寒熱都是大家很熟悉的，就是說出病邪可以生存的環境。然而，每個人應該對自己負責，提高對身體反應的警覺，首先要養成一個好的習慣，就是每天提高警覺對自己身體的意識（西醫是年檢，中醫是日檢），包括周圍的環境和各種不同的情況。當定期執行固定的流程時，就會意識到。首先，一些基本詞彙對於理解人自然界存在的元素之間的能量連繫是必要的。

氣（陽）

氣，是眾生所擁有的生命力，有氣才有生命，生命的起源在於氣，生命的終點亦是氣的消逝。因此，中醫中有「扶陽」之說；廣義上，它被視為一種看不見、摸不著的能量，即使再高度精密的科技儀器也無法探測到它，只能通過感覺來察知，並且它無處不在。它是一種動態的力量，總是在不斷變化，適應不斷變化的條件以創造和諧，也就是所謂的健康。當氣的平衡被打破或無法流動時，和諧就不存在，就會發生疾病。

人類在自然界裡生存的三大要素：陽光、水和空氣。陽光代表熱，代表活力與動力，水代表有生長力，為萬物提供生命之源，空氣代表風和新鮮空氣。人類生命的和諧維繫，取決於這三者如何與我們的身體建立連繫。

人類可以隨著人體因物質或物理方式產生的變化而流動適應，就像地球所表現的變化一樣。換句話說，如果地球無法適應其變化的環境或季節中變化的條件，那麼它的表現就像存在疾病一樣；它不能動態地運行。同樣，當人體無法適應時，它就會出現症狀，這些症狀最終成為導致疾病的主要原因。人的一生，從生到死，全是氣的運動與變化。氣越強的人，生命越長久，生活品質也越好，氣越弱的人，壽命越短暫，生活品質也越差。人需要氣才能存活；它是生命活動的核心。缺乏氣，人就會死亡：無氣，即無生命。

血（陰）

在身體中，血液是可見可感的實體，其中蘊含著氣，血在本質上被認為是比氣更具體、更易於識別的。它滋養肌腱、筋骨、關節和皮膚，賦予它們靈活性。血液能夠潤澤眼睛、保持視力，並維持頭髮的健康。氣代表陽，血則是陰，它們相互依存、不可分割。正如氣靠血來提供滋養、扶持和支持，血也依賴氣來獲得動力、指向和流動性。古人對於氣血的關係有著深刻的理解：「血無氣不行，氣無血不附」，這句話強調了氣和血之間密不可分的相互作用與依賴關係。

為了闡述生命力（氣）所必需的元素之間的動態關係，中醫運用了陰陽的概念。所有事物都相互關聯。因此，所有事物都是有關係的。換句話說，某些事物只能與其他事物相關聯才能被理解。

氣將兩個看似對立的動態結合在一起：陽與陰。「陽」是氣的一種表達方式，是看不見的，代表運動或活力。必須有陽光、水和空氣才能產生陽氣，有了陽氣，樹木才會生長，才會有樹葉對空氣的除舊迎新的功能。只有陽能長，身體的營養才能產生。陽被認為不那麼有形（無定形）、明亮、擴張和主動的。相對地，「陰」以有形或暗，是看得見的、收縮和被動的特質來抵消陽。它代表營養本身，是用來平衡陽氣的。

陰陽這個符號展現了一個深遠的道理，一切陽（能量的動力）都包含少部分的陰（固體）元素，同樣，一切陰都包含一些少部分的陽元素。它們在不斷地變化、調整和變化。當陰陽相和時，就會有健康和幸福，氣會自如地運行，使人能夠適應世間所有不斷變化的情況。

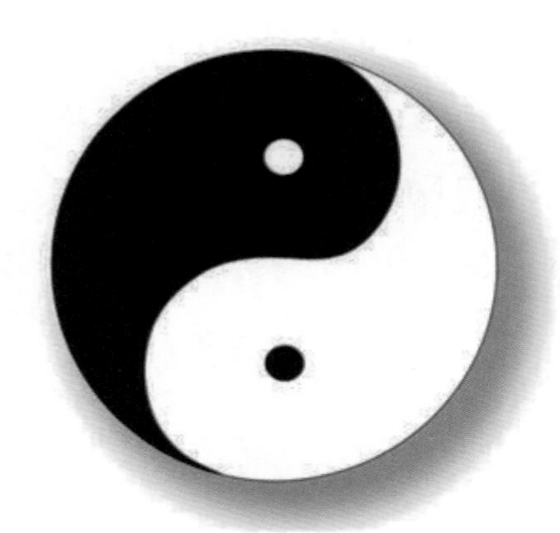

當然，不和諧就無法達到平衡。當人類沒有對變化做出適當的反應時，便會導致不和諧的出現；過多的陰或過多的陽都會破壞平衡。這些不平衡（disharmony），被稱為「不足」和「過度」。過度的不平衡可能由事故引起。

虛與實

虛可能發生在幾個層面。陽光、清水、空氣，以及良好、優質的營養，都是維持充足氣力所必需的。此外，心理與精神上的激勵、積極的人際關係、內心的平靜、關懷以及安全感都有助於健康。任何維持生命的元素對於氣的流動都是必不可少的。任何一方面的欠缺不足，不論是身體內部或人際關係，或是環境情況的變化，都會導致不平衡，疾病隨之產生。

實就是太過或是說有東西堵塞，對健康同樣有害，就好像吃過量的食物，留存在胃裡時間過長，或是停滯在胃裡；排泄廢物的大小便，沒有每天清除，留下廢物導致的囤積；或是由於跌打損傷導致血液不暢，引發血液循環問題等等。過多的熱量、水分、食物或相關的營養，取之過量，也會再次造成失衡。好比一個有天賦的人也會因為過度使用他或她的天賦，造成陰陽不平衡，身體從此衰弱下去。

中醫的醫療理念都是要人們注意和諧。那些以某種形式存在氣虛或氣盛的人可以向中醫尋求幫助，以促進陰陽之間的再平衡，以支持氣在其自身特定情況下的開放流動。

事故

顯然，事故會導致失衡。身體事故或外傷可能導致骨折、刺傷、擦傷或器官損傷來抑制氣的流動。當健康因為情緒創傷或震驚的事件而受到干擾時，也可能會發生精神或情緒方面的事故。大腦可能無法處理正在發生的事情，導致氣會暫時或永久地受到阻塞。中醫治療可能需要數月的時間才能痊癒。對於急性外傷，中醫與西醫的結合治療可能是合適的選擇（如骨骼X光）。當然，如果人們多加注意，一些事故是可以避免的，但是當他們無法避免時，努力恢復平衡是健康的關鍵。

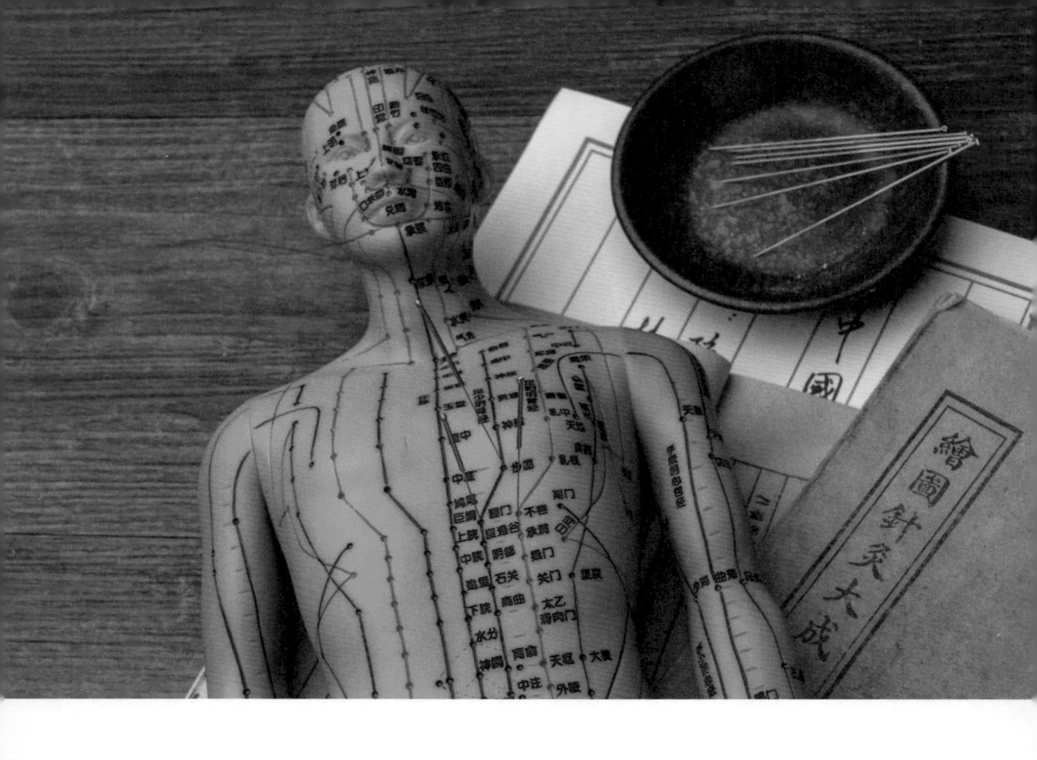

能量經脈

經絡是貫穿人體的能量通道；這些經脈就像溪流和河流系統一樣，通過這些通道運行到身體的各個部分。經絡將每個細胞、骨骼、器官、肌腱和所有皮膚相互連接起來。它們連接身體的上部和下部以及內部和外部。心、情、神、意識和潛意識都融入這些氣脈之中。能量和血液流經經絡，資訊信號也是如此——調節情緒、饑餓、體溫變化的需要，以及器官協同工作。因此，對健康至關重要的是，這些通道必須保持開放以便生命力迴圈。任何誤導或阻塞都可能導致疼痛、功能障礙和疾病。

中醫透過針灸實踐，確保恢復身體系統的流動和平衡。將細針沿著經絡走行的穴位打通經絡，讓身體進行自我修復，維持自身健康。有2000多個點連接著通道的各個部分。如果氣虛到足以導致流動中斷，在進行針灸之前，會先使用草藥來增強整個系統。以下是一位患者關於流動和平衡恢復的見證——以及隨之而來的情緒緩解！

患者證言

除了是好朋友之外，倪醫師還使用草藥和針灸獲得了驚人的治療效果。當其他醫生治療失敗時，只有他能能幫助我，解決我的醫療問題。無論遇到什麼問題，他總能提供慰藉，鮮少遺忘。他是一個非常有愛心和富有同情心的人。在我二十來歲的時候，我的背部受了重傷，倪醫生成功地治療了我的背部問題。使我三十年來遠離了手術臺。多年來，他治療了我許多健康問題，例如白內障和聽力損失。我已經81歲了，我仍然不需要白內障手術，他大大延遲了我多年的聽力損失。他治療我的成功案例還有很多。我強烈推薦倪伯時醫師。

查理・史密斯

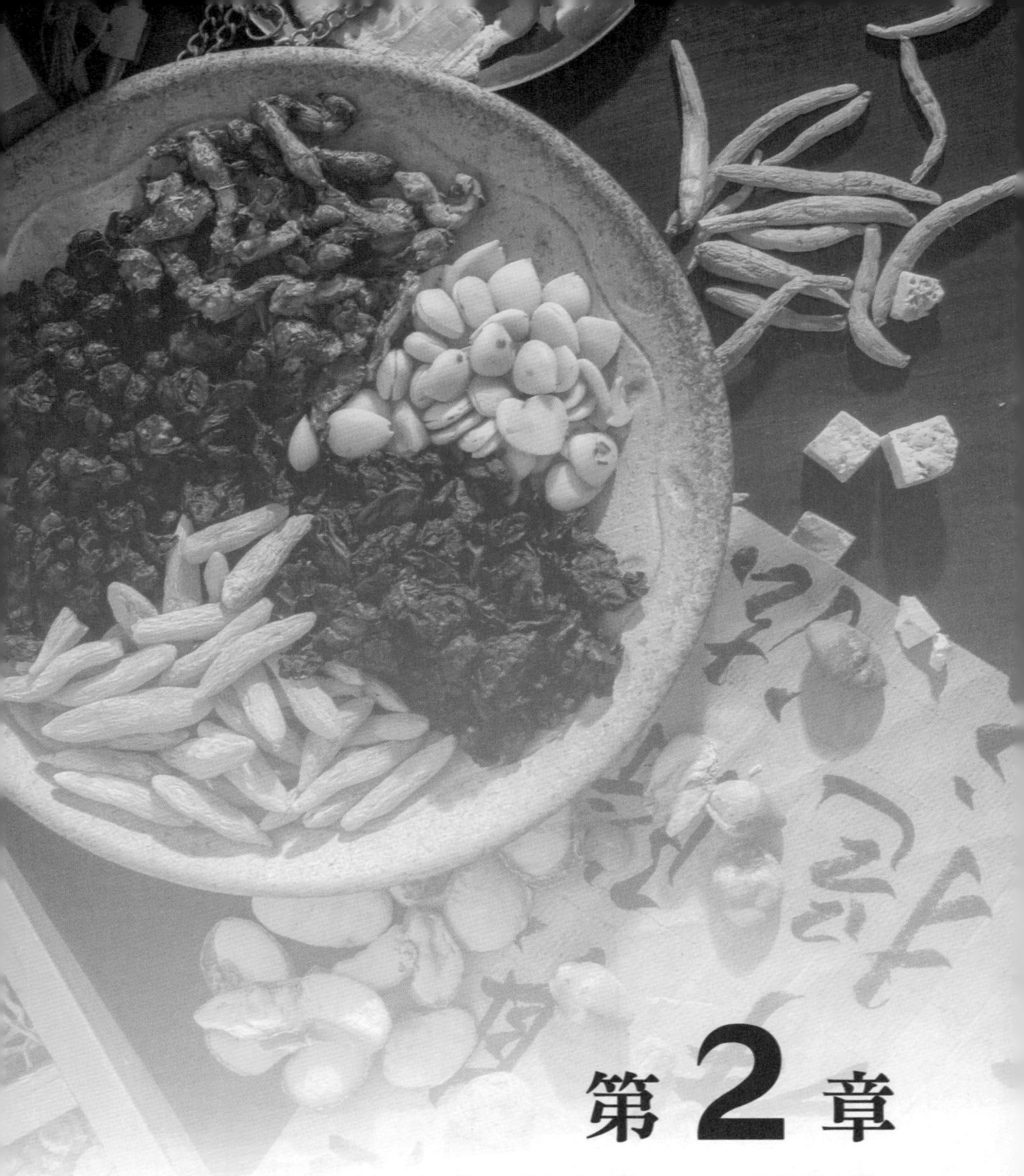

第 2 章
失衡：為什麼人們會生病並一直生病

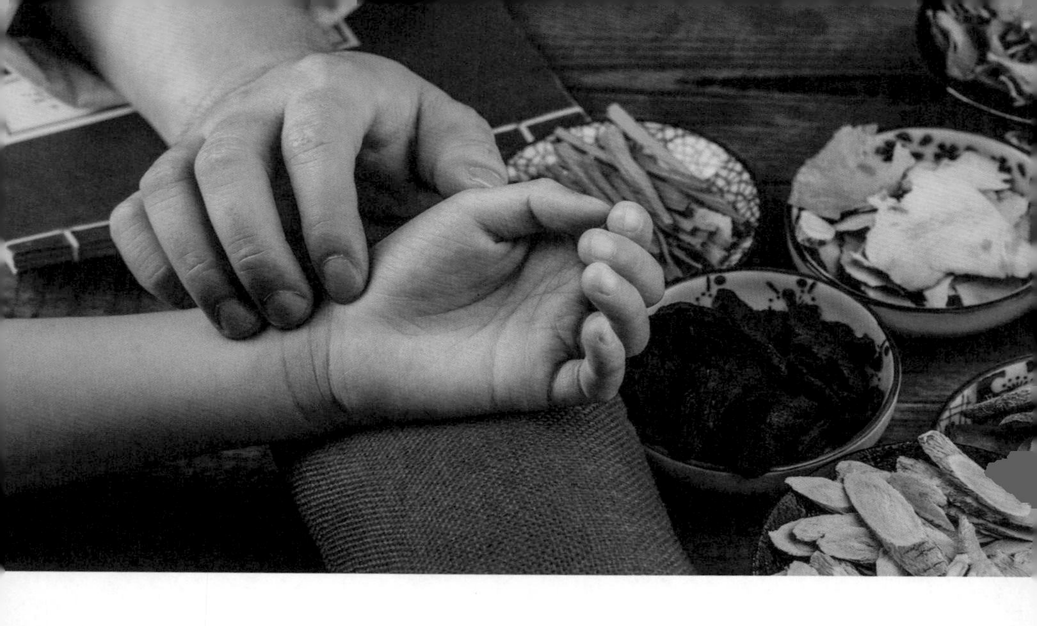

中醫強調對於在症狀發展成疾病之前造成這些症狀的根本原因，即身體的不平衡，進行識別和處理。症狀是身體的自然預警系統，如果迅速解決根本原因，患者很有可能恢復平衡和健康。相比之下，西醫傾向於等到疾病完全出現在體內後再進行治療。

例如，孩子出現咳嗽、胸悶、呼吸困難等症狀，中醫可以通過早期診斷來查明病因進行治療。原因可能因內部和外部環境而異，因此中醫醫生會根據孩子的身體情況，空氣污染、中毒，或身體不平衡，先辯證後論治，開出適合這種情況的處方來治療。然而，如果這些症狀被忽視或暫時用西藥抑制，問題可能會惡化，發展成哮喘。直到哮喘發作時，西醫才開始真正的治療——但此時為時已晚。哮喘成為一種必須終生控制的疾病。

在更深層次上，呼吸本身就是一種運動，代表著一種能量——「氣」。西方醫生使用氧氣瓶，讓呼吸困難的病人獲得足夠的氧氣來控制呼吸，但這種方法並未深入探究人們最初為何會出現呼吸困難的原因。換句話說，西醫不懂醫治「氣」，對氣引起的疾病（哮喘、支氣管炎等等）無能為力；當缺乏有效的解決方案時，他們說最初的原因是未知的，也沒有根治的可能。結果，患者要麼忍受長期痛苦，要麼死於基於「不治之症」的併發症。

中醫強調在西醫介入診斷之前對症治療的另一個例子是高血壓。對於中醫來說，高血壓是一種可由特定條件引起的症狀，這些條件是可以改變的。相對地，西醫將高血壓視為一種疾病，主要通過藥物來控制它，從而試圖阻止疾病的發展。

具體來說，中醫治療高血糖的方法著重於恢復心血管系統的水分平衡以保護腎臟，從而進一步保護心臟。當腎臟和心臟的功能恢復正常時，胰腺便能自行修復，從而有效地處理血糖。治療的重點在於維持適當的水分量，以及確保處理血糖的相關器官之間的流動和平衡。

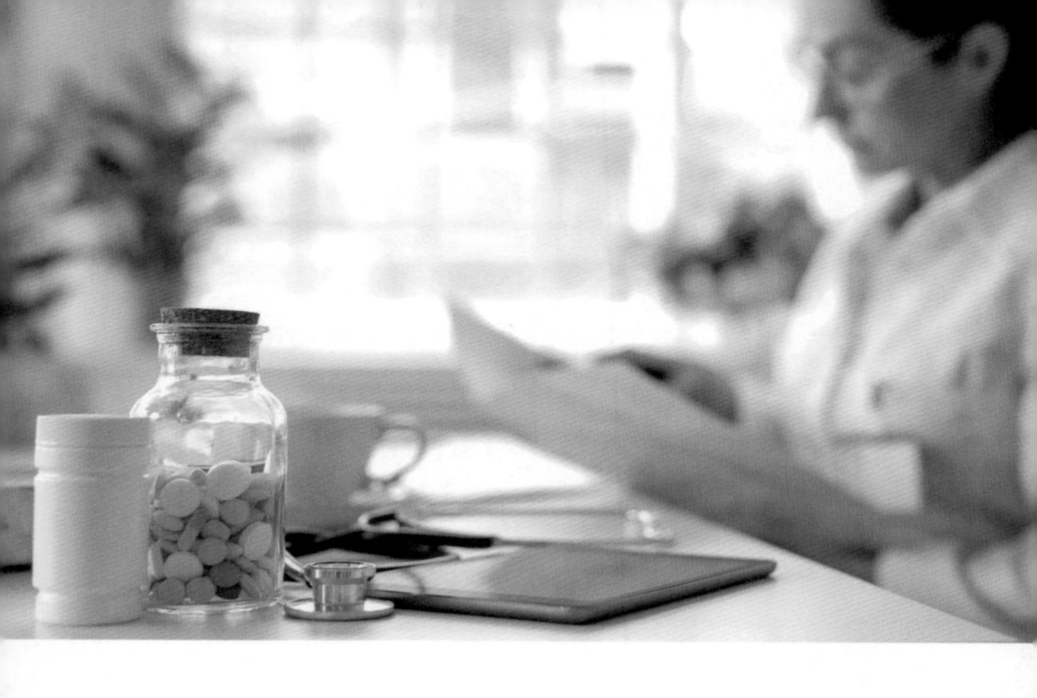

西醫採取與中醫截然不同的方法來處理高血糖。在西方醫學的培訓中，高血糖被視為一種疾病，而非一種由各種因素引起的體內失衡，並且主要使用胰島素來直接處理血糖水平的問題。

這裡有一個簡單的比喻來說明兩種方法之間的差異：假設有兩個大小相等的玻璃杯盛水，一個杯子裝滿了水，另一個杯子只裝了半杯水。如果在每個杯子中都混合進一茶匙的糖，然後品嘗，哪個杯子中的水味道會更甜？答案是半滿的杯子，因為稀釋糖分的水量較少。中醫講究水的體積和流量，西醫講究糖的濃度。這個比喻更進一步地說。隨著時間的流逝，玻璃杯中的糖分會沉澱到底部，使得水的糖分濃度降低，不再像最初添加糖時那麼濃郁。同樣，在體內，糖會沉積到下肢。糖尿病患者的足部血液迴圈往往很差，如果他們受傷了，傷口的癒合過程會變得極其緩慢，甚至難以癒合。儘管透過西藥控制血糖後的測量通常在手指上進行，如果改為在腳趾進行測試，血糖的讀值可能會顯示更高，這是由於糖分在體內的沉積。這揭示了藥物治療可能只是表面解決血糖問題，而未觸及其根本原因。長期依賴胰島素治療不僅可能引起對藥物的依賴，還可能伴隨多種副作用。然而，借助中醫的方法，患者有機會減少對胰島素的依賴。

生病的三個原因

中醫認為人生病的原因主要有三個：

- **外因**：包括居住的地方，室內的溫度，室外環境的熱、冷、風、濕等等。
- **內因**：包括情緒失衡、壓力、過度勞累、擔心、焦慮和暴飲暴食等等。
- **事故**：包括車禍，不小心摔跤，跌倒，刀傷，燙傷，等等。

❖ 外因

正如人們可能猜測的那樣，外在疾病是從身體外部傳播到身體內部的。人易患外感、傳染病（外感），多由風、寒、暑、濕、燥、火熱引起，稱為六邪。百病始於風，當身體有其他壓力因素（不良飲食、酗酒等）時。風的「入侵」會引起感冒，因為毛孔張開也會導致液體流失。感冒有喉嚨、鼻腔和頭痛症狀，中藥會促進血液流動，避免血管收縮導致的血液停滯。在寒冷的環境或是氣候，添加的衣物不夠時，寒入侵體內，這就是受寒。寒入體內會造成發燒，體痛，咳嗽，流鼻涕，皮膚緊收而無汗。夏季通常是潮濕和炎熱的。身體經由過度出汗導致脫水，人們可能會因此過量飲水，從而導致頭暈噁心。潮濕侵襲關節並促進腫脹，並可表現為消化不良（潮濕的內部原因包括基於脂肪食物的不良飲食)。乾燥會使皮膚開裂，導致氣喘和口渴，需要更多的濕氣來找到平衡。最後，熱與暑均與乾燥相關，意味著火，導致脈搏加快、口渴、皮膚灼傷和精神不和諧。

如果人類對其日常生活週期做出選擇，則外部因素也會對健康和疾病產生影響。問題是現代環境比以往任何時候都更受控制。儘管控制了溫度和照明，但注意白天和黑夜的自然節奏為保持平衡提供了外部幫助。例如，現代西方人的生活環境與古人有很大的不同。我們有冰箱，冬天有暖氣取暖，夏天有空調涼爽。許多人不需要通過體力勞動工作，而是去健身房鍛鍊。

古人認為，日月星辰、天地萬物，都是永恆存在的。人要想長壽，就應該效法他們的運行規律。中醫起源於古人對自然規律的研究。例如，一年中的四個季節都有特定的含義：春生，夏長，秋收，冬藏。一天也有四個相應的季節。早晨是陽氣生的時候（春天），中午是萬物興盛的時候（夏天），下午是一天收斂的時候（秋天），晚上是萬物休伏的時候（冬天）。莊子說：「日出而作，日落而息，悠然於天地間，知足於心。」

因此，當人們說，「我只能在晚上下班後鍛煉」或「我在晚上跑步，因為我沒有其他時間」，實際上他們沒有遵守自然的日常節奏。他們聲稱自己健康，但與自然節奏不一致的重複習慣可能會帶來疾病。健康與疾病很多時候是由個人的生活方式選擇所導致的。比如早上，陽氣生，陽出陰入，一天中的工作與學習也隨之展開，這時陽氣處於活躍狀態，到了中午達到高峰。隨後在下午，陽氣開始減弱並轉向內收，而陰氣則逐漸增強，開始顯現。陰氣代表靜，要休息，要睡覺。如果人們選擇在晚上跑步，他們就會消耗過多的陽氣，從而消散。由於在一天中不適當的時間過度使用陽氣的習慣，隨著時間的推移，健康問題還是會出現。

換句話說，許多人自認為因為經常進行鍛煉而健康，但當某一天突然被告知他們存在健康問題時，許多疾病已是難以逆轉。瞭解一天的節奏（陽和陰），將引導他們朝著正確的方向前進，有助於長期健康。鍛煉應該在早上進行，而不是晚上。此外，在冷氣環境下的健身房進行鍛煉存在問題，因為當冷空氣吹入正汗水流淌的開放毛孔時，長此以往，易引發疾病（六欲中的風寒）。

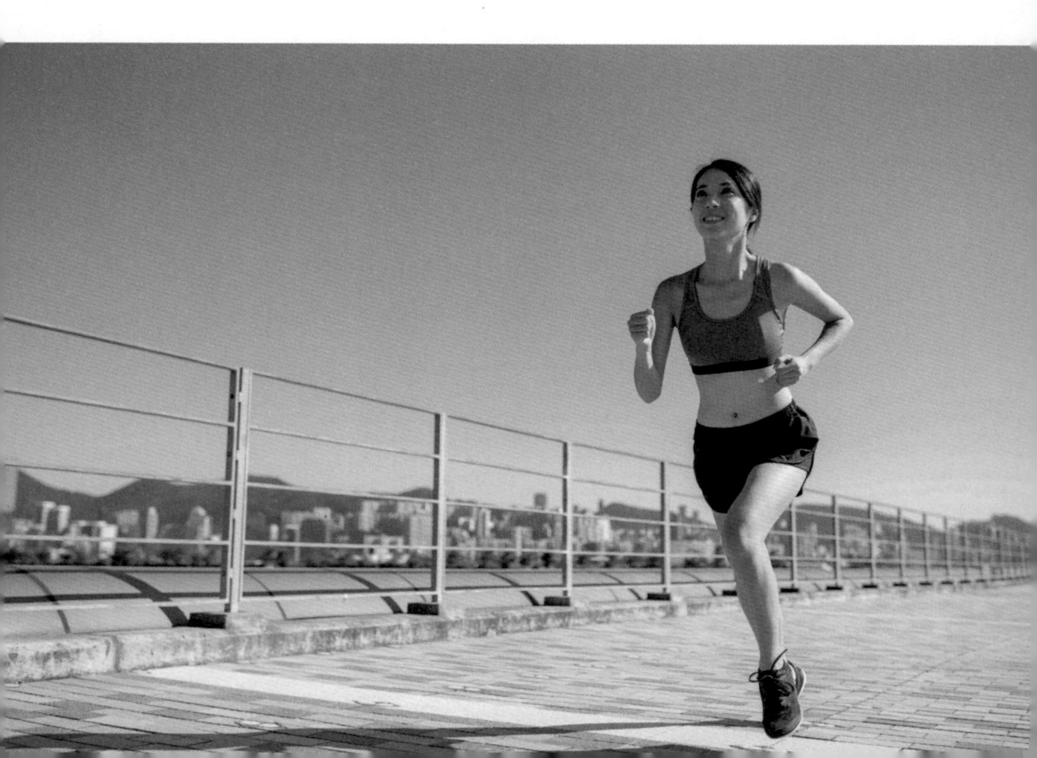

❖ 內因

內部失衡可能源自外部或內部來源。如果它們來自外部來源，它們就會深深地「進入」身體，進而成為內在的問題。當器官與情緒相關時，器官內部和器官之間的精力充沛的功能是取決於是否保持內在的平衡。身體和思想／情緒之間存在雙向流動。強烈的情緒會導致器官的耗損或過量反應。反之，如果器官失衡，當我們與環境和人際關係互動時，情緒亦可能會耗盡或過度。

有幾個因素會影響內氣運動。激烈或持續時間過長的情緒如憤怒、喜悅、思念、悲傷、擔憂、恐懼和震驚，可能導致氣滯或卡住，甚至造成氣虛。當氣的流動停止時，就會發生內部失衡，因此被稱為疾病的內部原因。中醫將五臟六

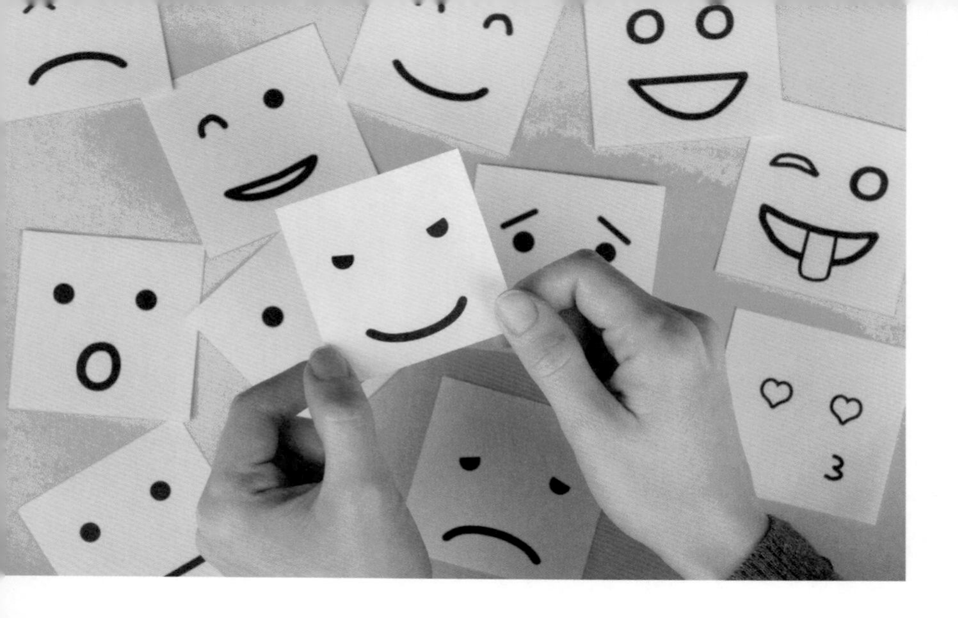

腑與情志聯繫起來，當然，所有器官的功能都是相互聯繫的。例如，憤怒包括怨恨和沮喪，與肝臟有關。喜樂與心有關。（人們可能想知道快樂如何導致疾病。有時，當一個人「過度」快樂時，他或她會精力充沛，導致心臟病發作。）憂傷和悲傷與肺相連。思念則歸於脾，恐驚則歸於腎。也就是說，所有的情緒感受都與身體發生的一切有關。

在日常診療中，我觀察到大多數人因情緒而失去平衡。許多人容易感到緊張、擔心、思考／疑慮過多，並且精神過度負荷而導致壓力。通常，這些人睡眠品質不佳，因此無法充電。這使得他們難以從持續的疲勞中恢復過來，重新建立健康的身心狀態。許多女性（尤其是做母親的）經常擔心所有的事情，即使是那些她們無法解決的問題，也會引起她們的憂心忡忡。我告訴他們，「不要去過度地思慮自己想像的情況，而是去尋找事實，面對事實，多想與擔心都只會增加問題，不能解決問題。」一位病人對我說，她不知道為什麼她的兒子不和她說話，我問她「你有去問他嗎？」，她說她沒有。我就跟她說「也許你的兒子有一個你不知道的原因，你去問你兒子，我相信他會和你說明，這樣才會解決問題，你光坐在那裡想、擔憂、疑慮是解決不了問題的，反而給自己製造問題。」過度思考會導致很多問題，尤其是睡眠不足。清晨，從3:00到5:00，是肺系統開放的時候。肺主憂，憂能傷肺，因此如果一個人在這個時間段醒來，就會因為過度憂慮而受到負面影響。

過度勞累也會造成失衡，並可能導致失眠。過度勞累（身體上或精神上）會消耗過量的氣，長期下來可能會使氣虛到一個程度，從而容易引發疾病。同樣，過少的運動也會導致同樣的問題。《素問・宣明五氣》中提到：「五勞所傷：久視傷血，久臥傷氣，久坐傷肉，久立傷骨，久行傷筋，是謂五勞所傷」，所以太過與不及，都能導致氣血停滯和虛弱，並因不平衡而為疾病創造機會。

飲食在健康或疾病中起著重要作用；中醫常言「藥食同源」，認為食物亦是一種藥物。可以與從業者討論滿足特定需求的食物選擇或需要更多工作的平衡。歸根結底，食物必須有營養，而且在可能且經濟許可的情況下，最好選擇新鮮且有機的食材。在正確的時間以正確的數量食用正確的食物對健康至關重要。從業者將性與味歸於食物，即性作為溫度對身體的影響，而味與內在失衡有關。例如，當醫生建議食療方案時，他們可能會指定酸味食物用於腹瀉，苦味食物（煮熟的綠葉蔬菜）用於減肥。一個好的通常做法是在內部恢復平衡之前避免使用乳製品、糖和酒精。（食物和草藥將在第4章中更詳盡地介紹。）

❖ 事故

事故，如果是創傷性的或危及生命的，會導致一個人迅速進入不平衡狀態。因為身體會對痛苦做出本能反應。結果造成身體阻塞，通常伴隨疼痛和麻木感，因為所有能量都被轉移到維持生命的必需功能上。這種反應會給身體、思想或精神帶來壓力—— 通常是三者兼而有之。外傷可能會導致大量流血，或是骨折，筋扭傷，很多內傷是肉眼看不見的，內傷可能造成氣滯或是血滯，由於氣滯或是血滯，無法通過正常的經絡通道來滋養各個器官和系統。慢性疼痛、麻木、自身免疫性疾病、不安的腿、慢性疲勞、強迫症、慢性頭痛、平衡不良、慢性緊張、消化不良或無法休息或放鬆都源於創傷的身體表現。

創傷的情緒表達通常看起來像過度警惕和反應。對他人的投射、容易觸發、高度焦慮、附加抑鬱、人格障礙或幻覺表現為反應模式。密切相關的是精神表現，它們通過記憶力差、有害思維模式、低自尊和自信、界限不清、分離、混亂或難以保持注意力而表現為心智之間的脫節。

脊柱手術後，查理出現了背部僵硬的狀況。在手術前，他因坐輪椅達六個月，導致左腿營養不良且消瘦。雖然手術使他能夠再次行走，但他的背部和臀部依然僵硬，腿部出現積水。查理來找我尋求幫助時，我觀察到他的元氣十分低落，因此我首先給他開了補元氣的藥。

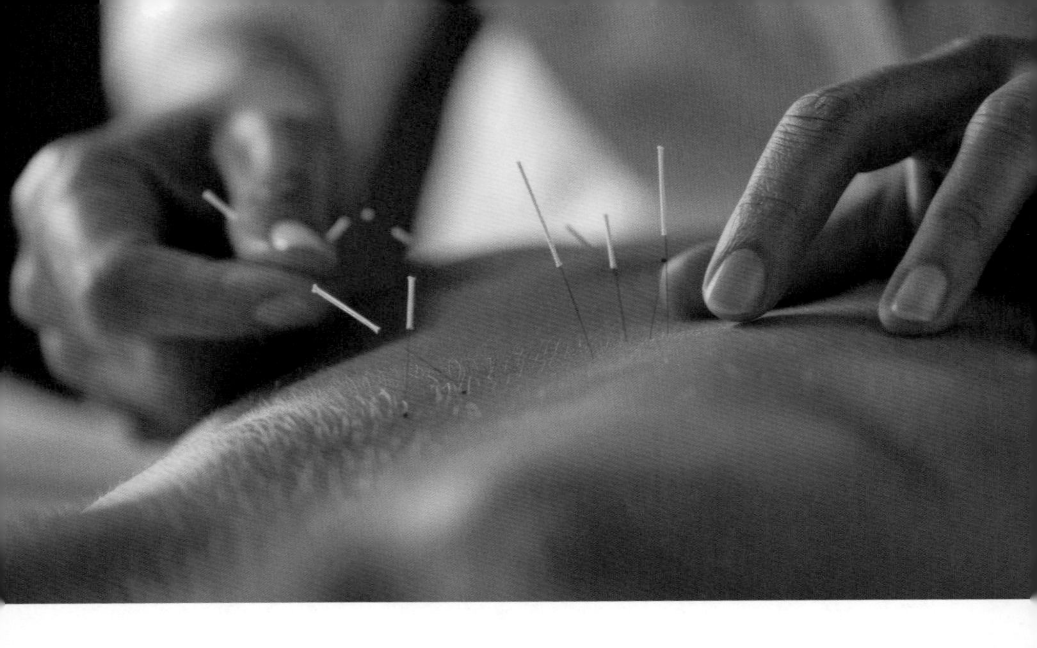

接著，我開始每週進行兩次針灸治療。經過五次針灸治療後，查理的背部僵硬有了明顯改善，他行走的速度變快，腿部的積水也有所減少。這些改善顯示他在治療中獲得了非常良好的效果。針灸通常可以用來疏通氣的流動，通過讓人們回到當下來重新平衡陰陽虛實。靜坐冥想和適當使用草藥有助於恢復流動和平衡。

除了這造成生病的三種原因之外，當然還有一種是復發的情況，醫宗金鑒提到：

❖ 食複，勞複

新愈之後臟腑氣血不足，榮衛未通，腸胃未和，若過食胃弱難消，因複煩熱發病，名曰食複，若過度勞役，複生發熱發病，名曰勞複。

❖ 房勞複，陰陽易

男女新愈交接，因而複病約房勞複，男女新愈交接，病男傳不病之女，病女傳不病之男，名曰陰陽易，其證少腹急痛牽引陰中，身重少氣，頭暈目眩，四肢拘攣，熱氣沖胸是證也。

久病一直不好

在這本書的前面，討論主要集中在西醫如何結合現代技術和藥物來控制已經無法治癒的疾病，從而幫助人們保持健康。然而，人們仍然生病的原因還有其他因素：習慣、態度和飲食。

通常，人們生病是因為他們未意識到自己一直在製造問題。許多人因失眠而求助於藥物。失眠只是西醫對睡眠困難的一種標籤，但沒有找到原因。西藥隱藏了潛在的問題。如果我們不從根本上阻止問題的發生，西藥治療不會帶來真正的解決方案。另一個例子是過度擔憂。如果人們活在當下，而不是活在過去或想像／假設中，他們可以恢復情緒平衡和睡眠。簡單的建議：「活在當下，只想你看得到的，決不想你看不到的，身心保持平衡」。如果一個人不能保持各方面的平衡，他或她就不會好轉，反而會不斷加劇這個問題。

換句話說，長期的過度使用習慣會導致系統失衡。例如，過度運動或過度飲酒會帶給系統壓力，而不是補充它。鍛煉不足也會對自身免疫系統造成壓力（不足）。習慣需要時間來改變，只有當一個人願意這樣做時，它們才會改變。必須有重大的衝擊或深刻的刺激才能擺脫過度或不足的習慣，並形成以促進平衡為目標的新生活方式。即使是那些心臟病發作並被告知要改變飲食（中醫和西醫都一樣）

的人，也可能不會改變習慣，因為他們喜歡高脂肪食物和久坐不動的生活。更糟糕的是，如果他們被認為有病（脆弱），他們可能會比健康時得到更多關注。換句話說，有些人選擇不改變習慣，即使他們知道他們的決定會導致可怕的後果。

態度是習慣的基礎，因此也控制著習慣。態度還可能導致人們對事實的判斷過於主觀。事實上，有些人不遵循中醫或其他治療師的治療計畫和建議，因為他們認為自己最瞭解什麼對自己的身體最重要。此外，西方對整體健康存在偏見。最終，許多人期望治癒能夠通過「神奇藥丸」立即發生效果，因此很少付出個人努力來改變。

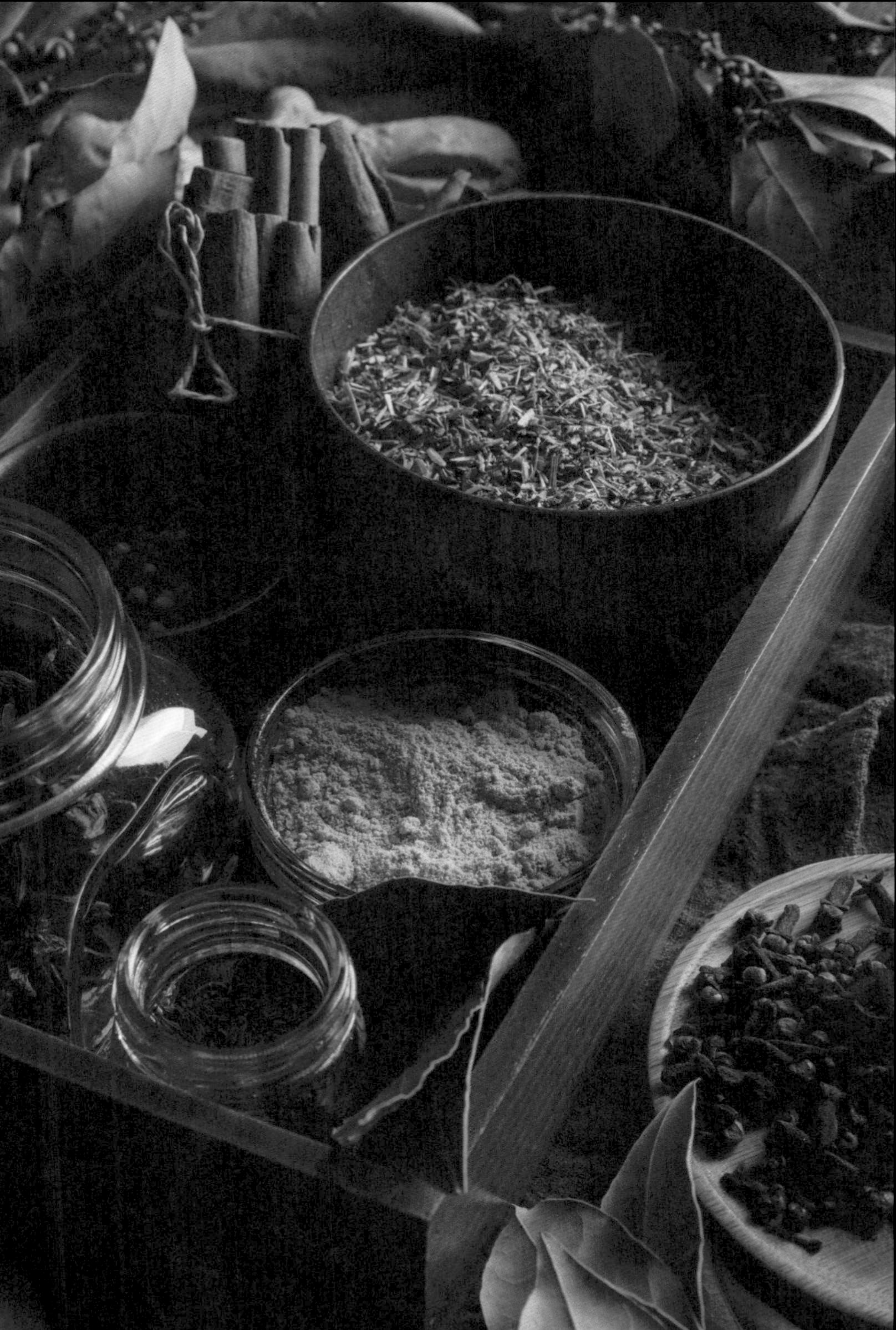

飲食是一個複雜的話題，取決於個人選擇、上癮的渴望或經濟限制。每一個人應該立即改變飲食習慣以重新平衡，光說是很簡單的，做起來就不一定了。如上所述，享受有害的食物可能已經成為一個人不願意改掉的習慣。同樣，有些人會故意爭辯說，西方食品工業通過使用糖、鹽和脂肪造成了對食物的渴望或上癮。中醫可以通過針灸、草藥以及關注身體器官和氣的流動來消除渴望，從而幫助重新平衡這種成癮。只要患者願意按照個人承諾的一部分，改變特定食物攝入量，這項工作也可以解決體重問題。許多人更傾向於享受食物引起的多巴胺激增——這種快感讓人上癮，而製造商則在包裝食品的成癮性上進行了刻意的投資。這使得人們寧願選擇簡單的快感而不願付出為了康復所需的艱苦努力。另一個問題是，營養豐富的有機食品雖然始終是最佳選擇，但對於沒有經濟能力或無法在當地獲得新鮮食物來源的人來說不一定能獲得。許多住宅區，在附近很難買到新鮮食物，完全依靠當地的便利商店或速食連鎖店提供膳食。幸運的是，現在許多社區花園都有自己培養小藥草盆或是新鮮蔬菜，這種做法也越來越受歡迎，因此人們可以自己創造獲得一些營養食物的途徑。

中醫有久經考驗的疾病治療方法。然而，治療必須與良好的習慣、態度和飲食相結合，需要患者和醫生之間的合作，在某些情況下，還需要患者家人親戚之間的合作，讓那些身體不適的人變得健康。

患者證詞

在我生命中的某個時刻，我感覺到我的身體開始崩潰。我對一切都非常敏感並且疲憊不堪。作為職業護士，我對生物學有很好的瞭解，但不明白發生了什麼。一位同事問我是否願意接受「另類醫學」。倪伯時醫生開了中藥湯劑；所以我喝了他開的草藥，並取得了重大進展。幾年後，我感到腎臟壓迫我的背部，所以我立即打電話給倪醫生，並於當天就診。結果我患上了腎衰竭，因為我的腎臟被過多的液體淹沒了。三天後，借助草藥的治療，我的腎臟又恢復了功能。我每週見一次倪醫生，到每兩週一次，最後每六週一次。我認為是時候停止治療了，但他告訴我這需要時間，儘管我取得了很好的進展。

如果我沒有被帶到倪醫生那裡，我就會在腎移植名單上。倪醫生愛他的病人，並且樂於解釋他的治療方法。他在中國和美國教授中醫，希望下一代能繼承這一傳統。

珍妮卡明斯

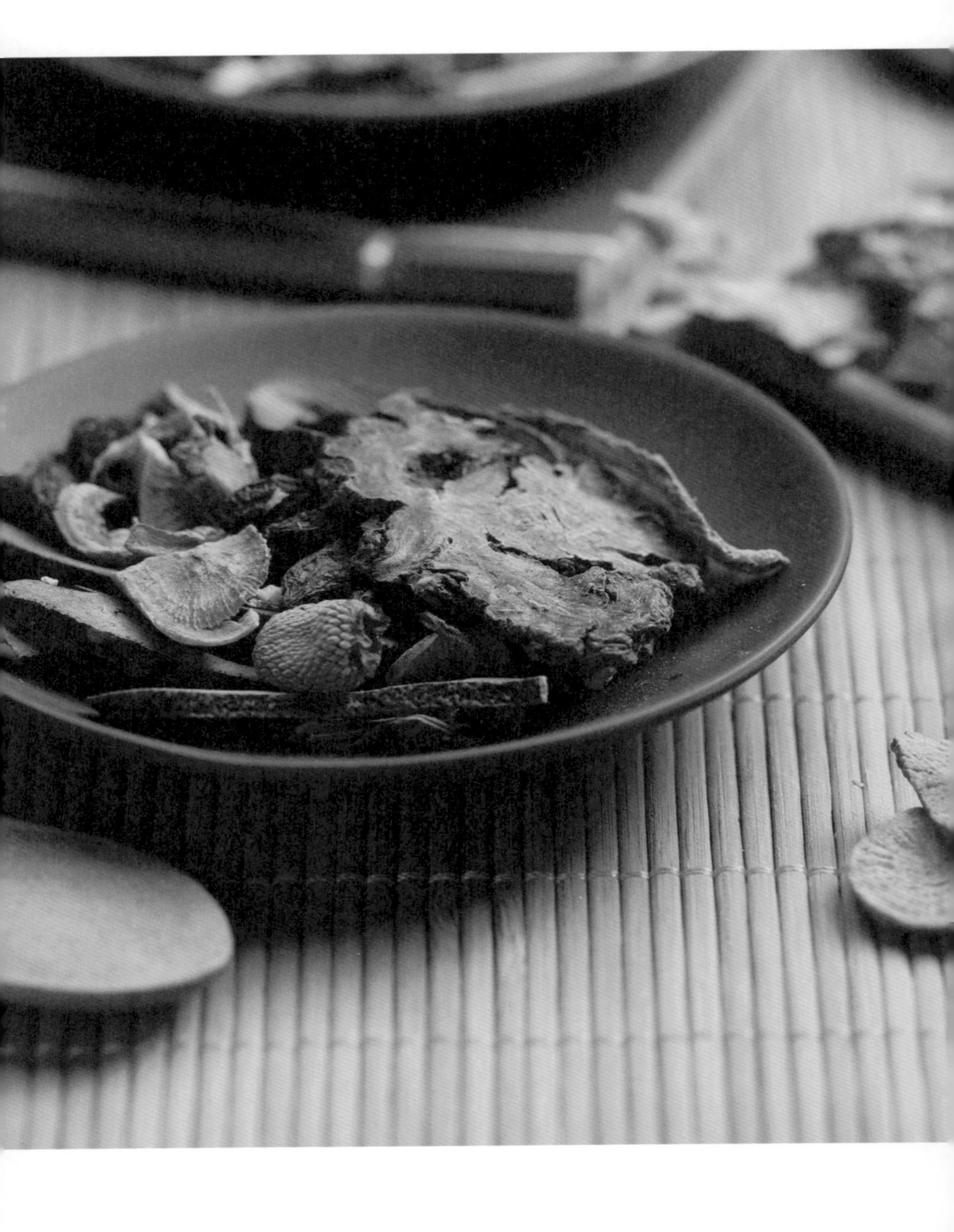

第二部

中醫——預防

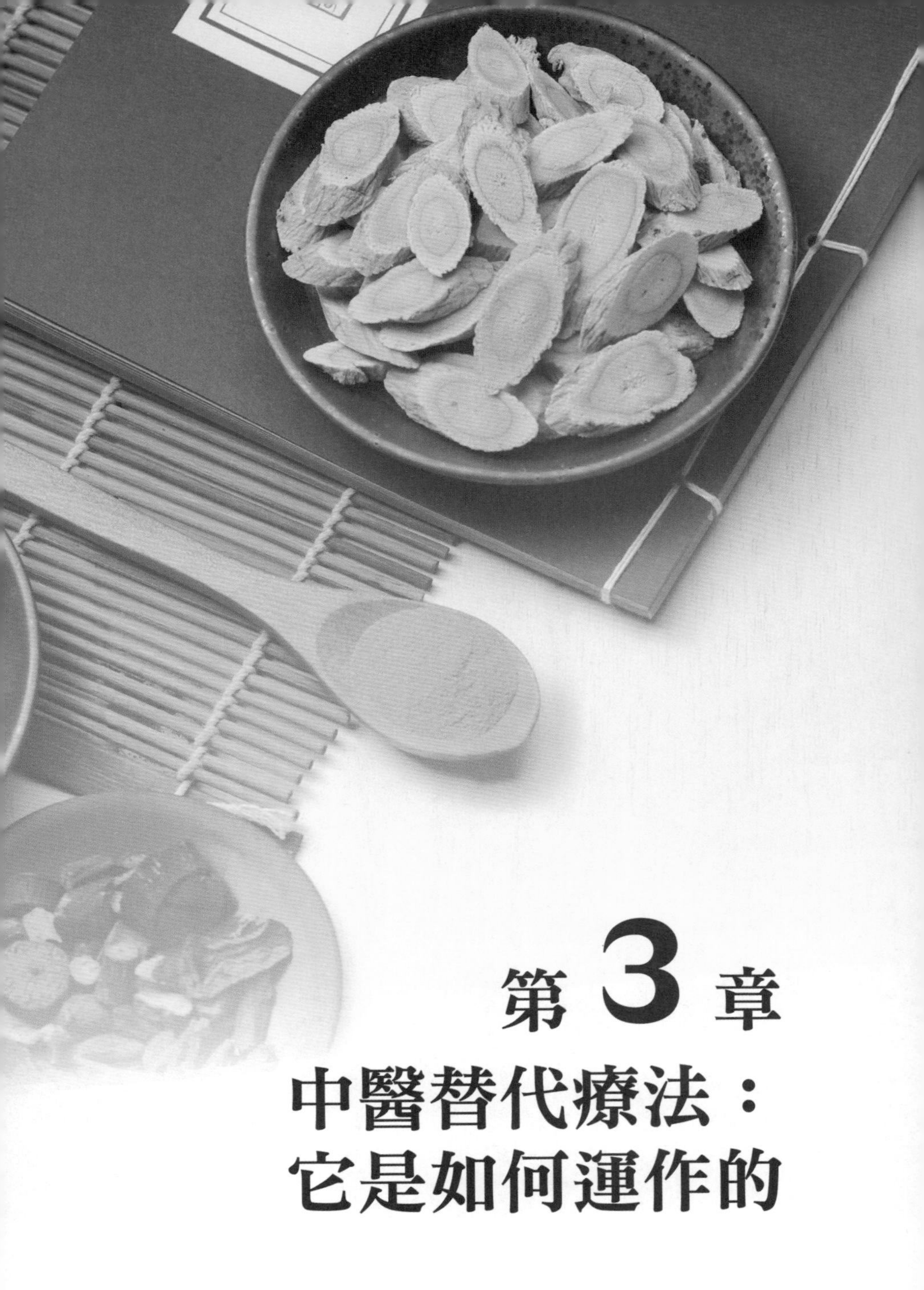

第 3 章
中醫替代療法：它是如何運作的

每個人都知道預防就是治療，但大多數人不知道預防比治療更重要。在西方思想傳入之前，中醫以養生為主。通過適度保持平衡可以帶來良好的健康，減少花在追求健康矯正上的時間和金錢。當人們生病時，他們應該明白不僅需要治療疾病，同時也需要重建平衡，有時這個過程可能需要更長的時間，甚至可能持續幾年。

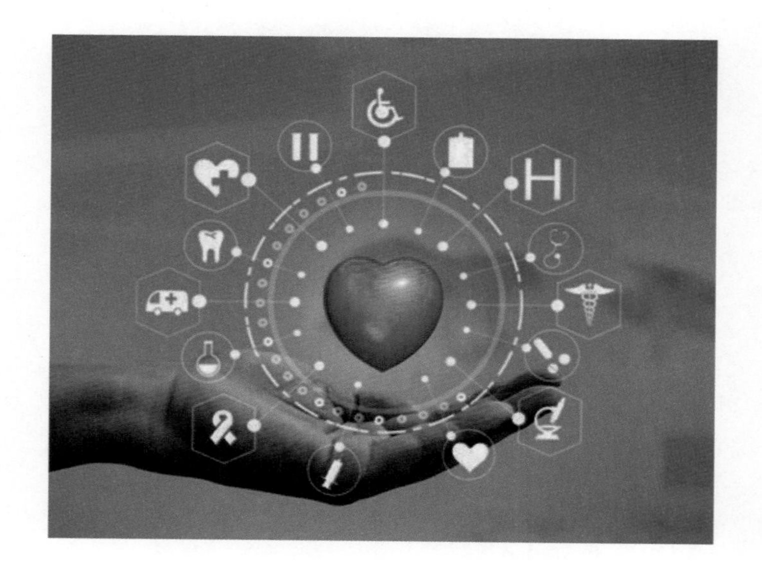

清末（1644-1912）引入西醫，有快速鎮痛（阿司匹林）、手術麻醉（內科和外科手術）。經過腐敗的滿清政府宣揚，中國人自己選擇了高度重視外來輸入的醫術；來自國外的一切都被認為是積極的，是最好的。

這種觀念與做法的不利之處讓西醫開始想為治療謀利，尤其是在漢唐時期，中醫很窮。靠所謂「懸壺濟世」。他們不向貧困患者收取醫療費，因為他們自己配製藥物。

現在人錢多了，不懂中醫的理念就認為中醫的速度太慢了，西醫也借此謀取暴利。這種態度為西醫在中國的引進和迅速傳播提供了空間。大家開始相信，去看醫生打針或者去醫院做手術是治療重病最好的辦法。的確，過去人們得了癌症，除了手術以外，沒有其他治療方法，但現在有了化療，也有很多人願意去接受了，還有放射治療，靶向治療，等等。

從中醫向西醫的轉變在某種程度上改變了人們對健康的主動預防觀念，人們在生病之前很少考慮健康。然後，重點變成了疾病管理，而不是預防或治療的根本性解決。中醫繼續將重點放在預防上，通過重新平衡身體的過多或不足，如果預防疾病不成功，才有必要去治療疾病。

中醫的基本理念

中國歷史上的奇醫(出生於將近2000年前)張仲景說：「治肝病，必先治脾」。他的指示說明了幾千年來所依賴的中醫治療原則的相互生長和約束（流動）。換句話說，身體的所有系統都是相連的，通過優先照顧某些關鍵器官，可以促進其他器官的康復。幾千年來，這種智慧一直為人類服務。仲景《傷寒論》介紹了從症狀、疾病發展的方向、進展或退化、輕度或嚴重程度、可治癒或不可治癒的程度來認識疾病的起源。

然而，在中醫界，有多少醫師和行醫者是按照祖宗留下的法則治病的？以中醫為主的傷寒派、溫病派等專科門派，醫術各有特色，但方劑不廣為流傳，也不傳授師徒。同樣，西醫有自己的醫學培訓體系，但整個企業主要是立足於立法和經濟（與保險和藥企掛鉤的利潤），而不是以治病為第一要務。通過嚴格執行法律法規，並通過要求長期的、特殊的高等教育，西方從業者作為醫學專家贏得了他人的尊重。因此，西方的醫療理念和技術在世界範圍內迅速傳播，儘管強調的是控制疾病而不是在疾病發作前治癒症狀。這裡的重點是要注意中醫的智慧，經過千古考驗，千年的治療經驗，記錄很多效果很好的方劑和治療過程。

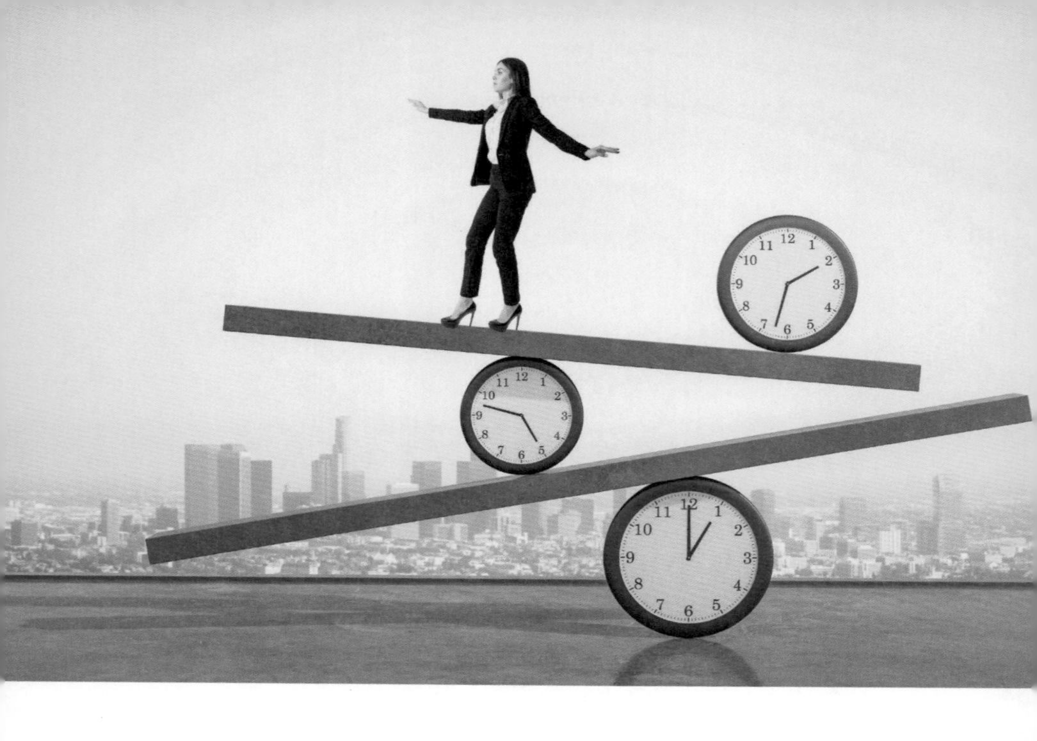

中醫的治療是以平衡為原則

❖ 人的身體機能與生活方式的平衡

重申一下，中醫講究平衡——不能太少（不足），也不能太多（過量）。建立平衡始於個人，而不是醫生。很少有人能在生活的三個主要方面——工作、睡眠和休閒——之間保持平衡。可以根據在每個區域花費的時間來考慮平衡或缺乏平衡。

簡而言之，每天有24小時，可以很容易地被3個8小時增量整除。理想情況下，工作、睡眠和享受在24小時內保持平衡，儘管它們可能不完全適合這8小時的時間範圍。工作和享受可能每2或3小時交替一次，但目標是無論這3個區域的流量如何，都要保持平衡。當然，在某些情況下，可能無法始終遵循這種有規律的生活方式，但如果將其作為一項總體承諾，並在某個領域的時間投入變得過長時作出調整回歸平衡，這種平衡為身體健康提供了重要的基礎。或者，當人們將工作時間與成功等同起來時，這種生活平衡很容易被打破。如果需要花更多時間在工作或娛樂上，人們應避免剝奪睡眠時間。為了維持我們的能量和免疫健康，睡眠是必不可少的，如果沒有別的辦法，睡眠應該保持不變一段時間。中醫鼓勵在這些問題上做出正確的選擇。

例如，有些人因為工作過度而感到虛弱。體能的過度使用和腦力的消耗導致失衡；在這種情況下，存在雙重顧慮，因為腎主腦，而過度使用精神和體力均會腎虧。治療包括讓患者多休息，以免繼續過度消耗體力，同時補充能量。如果消耗速度繼續超過治療速度，那麼患者將永遠不會恢復健康。確實，破壞比重建快得多；建造一棟辦公樓需要數月或數年，但只需幾分鐘即可摧毀它。

因為成功通常以收入來衡量，而收入往往與工作時間掛鉤，所以人們很容易在工作領域過度投入。不幸的是，工作時間常被錯誤地等同於工作品質。這種現象導致了壓力相關疾病的激增，人們用健康換取金錢，而一旦生病，又試圖用金錢買回健康，但有時即使是再多的金錢也買不回健康。這種循環逐漸成為社會常態，導致整個社會的病態。事實上，越來越多的年輕人患上了高血壓和不良的飲食習慣，或者因壓力而接受藥物治療／自我治療。關鍵是，即使專案完成，工作也永遠不會結束。總會有更多的工作待做，因此中醫從業者鼓勵患者調整自己的節奏以保護自己的健康，而不是抱著只要繼續工作就可以完成一切的理想來破壞自己。誠然，重要的是要承認世界上有許多人必須長時間工作才能生存，而且正如人們可能預測的那樣，他們的健康狀況往往會在生命期間早期下降。但歸根結底，如果一個人生病了，就無法照顧他人。諺語「先戴上你自己的氧氣面罩，然後再幫助你的孩子或旁邊其他人」，這句話是對的。如果不照顧好自己，設定適當的工作界限，那麼其他人也可能會受到傷害或不適。建議是，在按照世界標準爭取成功的過程中「不要迷失自我」。

具有諷刺意味的是，壓力可能來自做得太少或太多。如果工作量不是問題，一個人可能會養成一種有過多閒暇時間的生活方式。也許反覆地用睡眠、看電視或尋求其他形式的娛樂來填充時間，從而打亂了生活的平衡。隨著時間的推移，一個人的人生目標也會減弱。

當隨著時間的推移出現不平衡時，人們就會生病，有些甚至會很嚴重。病毒和其他復發性疾病的頻率增加，有時，疾病會變成慢性病或癌變。當這些疾病發

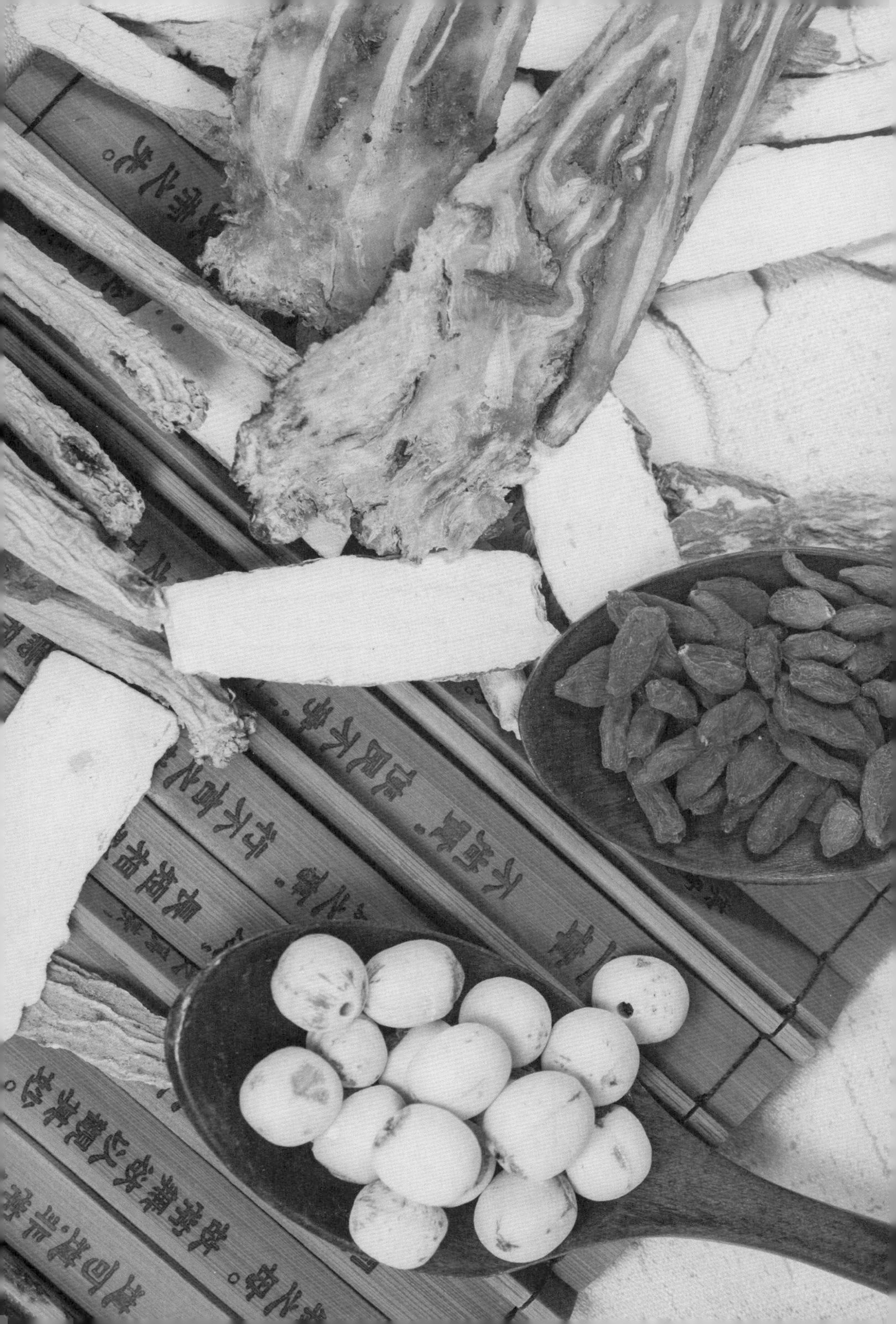

生時，大多數人求助於西醫，西醫往往強調破壞而不是重建。換句話說，只要病毒被殺死，免疫系統是否受損都沒有關係，因為西醫假設免疫系統具有自行恢復的能力。因此，儘管有副作用，醫生還是會進行一輪快速藥物治療以儘快消滅病毒。

中藥的治療恰恰相反。身體生病是因為免疫系統失去了功能，因此，治療的重點是支持和強化免疫系統，而不是攻擊它。當免疫系統失去功能時，它是很弱的；即使是稍微的弱點也會導致嚴重的後果。因此，中醫強調加強免疫系統本身會比「殺死」病毒或癌細胞更有希望治癒。

喬納森曾接受過結腸癌治療。通過化療和放療，他的病情得到了緩解。四五年後，癌症復發了。喬納森感到疼痛、強烈的異味和帶血的軟便。他又想到了化療和放療，但聽說了我的治療方法，所以就先來找我。

他睡眠不好，經常盜汗，工作時感覺過熱，我診斷他的問題是血虛造成的熱。我開了一種草藥補血去降低體溫，平衡血液系統。他避免化療的主要原因是避免在Covid-19期間住院。我告訴他「我會盡我所能」。復發的癌症更難治療。喬納森在接受我的治療期間需要繼續看腫瘤科醫生。幾周後，他的腸子沒有那麼硬了，他也不再需要大便軟化劑了。他開始感覺好多了。

喬納森接受了一個多月的治療，然後重新開始化療。我們想讓他的免疫系統保持強大，希望化療就不會產生太多副作用。化療摧毀身體免疫系統的速度往往比草藥重建身體的速度來的更快，但目標是讓他儘快恢復體力。我給了他一些清潔肝臟的東西，以減少傷肝的副作用。他每3周進行一次化療，然後中間進行6～8次治療。第三次治療後，喬納森的頭髮有些脫落。他的最後一次治療，也就是第六次，讓他頭暈目眩，身體虛弱。我們只能期待他儘快的恢復。最終是癌症消失了，同時喬納森的身體保持良好狀態。

❖ 身體健康的五個標準

每日自我檢查是個人保持平衡的過程。除了在工作、睡眠和享受方面做日常調節之外，關注患者的自我監控以及中醫從業者的觀察和指導的五個方面，可以帶來更長壽、更健康的生活。這五個方面都是以倪海厦醫師的工作為基礎，代表了純中醫的標準。

現代醫學對人體生理學和病理學的瞭解非常詳盡。然而，除了一般的幸福感之外，還沒有對良好的健康狀態進行簡潔的定義。正如愛因斯坦最著名的方程式（$E=mc^2$）看起來非常簡單一樣，倪海厦醫師的五個標準也看似簡單；但是，它們基於深刻的理論。正如愛因斯坦的著名方程式從一個複雜的理論被大大簡

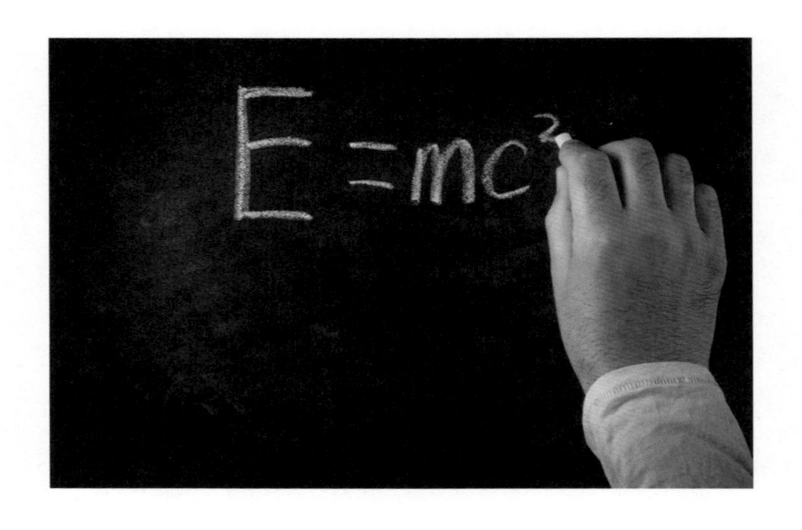

化為一個不朽且直觀的公式。這五個標準也是如此。每日自我檢查能為個人提供資訊，幫助他們了解自己當前是否處於平衡或不平衡的狀態。如果這些方面中的任何一個出現問題，及時諮詢並考慮後續與中醫醫生進行治療。

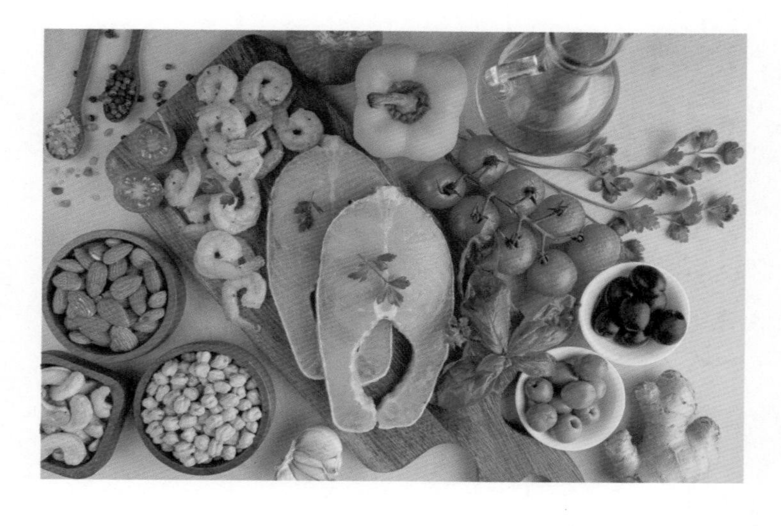

1. 食欲

正常的食欲應包括在固定的用餐時間感到饑餓，並根據身體的需求進食適量的食物。過度消耗體力或缺乏運動，以及不規律的飲食習慣都會威脅到平衡。此外，要有也要有正常的味覺。

2. 排便

雖然不是一個常見的話題，但身體流動的重要性可以通過消化來表示。每天排便兩次到三次，大便要成形，不乾不濕；理想情況下，它們的出現次數應該與一個人吃的次數和量成比例。運動後感覺「空虛」是正常的。

3. 排尿

同樣，關注排尿頻率也是了解消化系統和身體功能流暢度的一種方式。通常情況下，可以預期每天排尿次數應該在五到七次左右（如果工作強度大，流汗多的，則次數較少），小便顏色淡黃。

4. 睡眠模式

健康的睡眠模式的標誌是能夠整夜入睡而不醒來，並且在起床時感覺得到充分休息。

5. 溫度

人應該有一張涼爽的臉，而不是熱的。手背和腳背應該感覺涼爽，而手掌和腳底感覺溫暖。

這些日常健康檢查提醒我們要規範我們的生活，不僅要在工作、睡眠和享受方面，還要在飲食、活動和環境方面。偏離這些健康標準，尤其是長期偏離，無論西醫如何診斷，在中醫中都稱為病態。當然，每個人的正常水準都有所不同，因此與從業者一起設定基線將有助於根據個人的身體和情況調整健康檢查。

五行的相互關係

中醫的另一個宗旨是身體與自然世界的聯繫。除了平衡的生活方式和健康檢查外，與自然元素保持協調也能保持平衡。在中醫中，自然五行相互之間以及與我們的內部器官系統之間存在著動態關係。這些元素將環境與我們的身體聯繫起來，以給予和培育生命並支持成長。在這裡，元素再次代表支援增長的平衡調節（不要太快或太慢，不要太強或太弱）。它們深深地融入了中國文化，並被理解為一種古老而普遍的生活秩序。

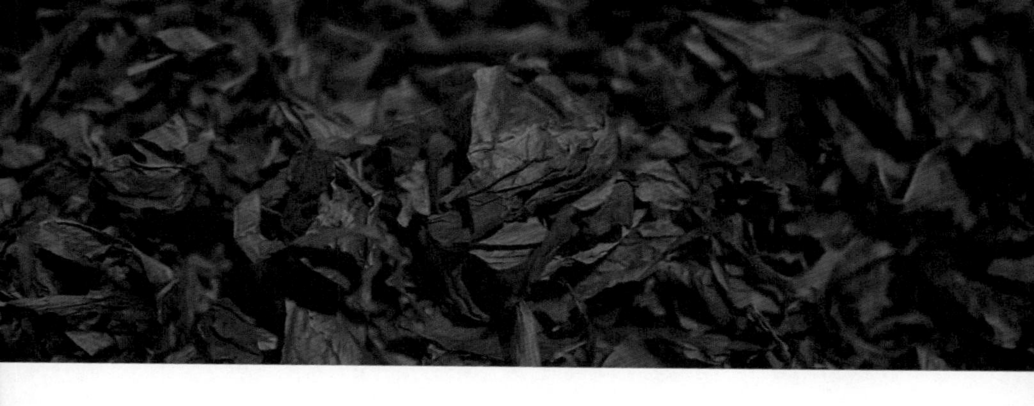

中醫的五行是木、火、土、金、水。每個元素都與身體的器官、感官、組織、情緒活動、環境因素、季節、聲音、顏色、味道（對味道的渴望或渴望表明不平衡）和方向有關。

長期吸煙的理查患有肺部疾病。此外，幾個月前，他坐在自家後院時，一顆流彈擊中了他的腹部。他開始一直瘦下去，胖不起來，瘦的如皮包骨。他的排尿和排便頻率正常，但身體寒冷，皮膚非常乾燥。中彈之前，他因哮喘病無法正常呼吸，但他仍在吸煙：「我已經82歲了，我是不會戒煙的」。

在理查的案例中，根據中醫的五行理論進行診斷。肺屬金，土能生金。胃、胰腺和脾（土）需要健康，肺才能好起來。土生金，因此將土治癒就會直接有助於肺部。

理查因胃痛而持續面臨進食困難的問題。經過幾個月的治療，他吃得更多，呼吸也更好了。他不願意戒煙，已經82歲了，他的精力還是感覺不夠。他夜裡尿頻，一夜沒睡，精神不振。好在治療已經將他的日排尿次數從30次減少到15次。現在他可以吃更多的食物，我們希望看到體重增加。

理查的情況說明了土與金這兩種元素的聯繫。此清單顯示了所有的五行，以及它們如何相互作用。

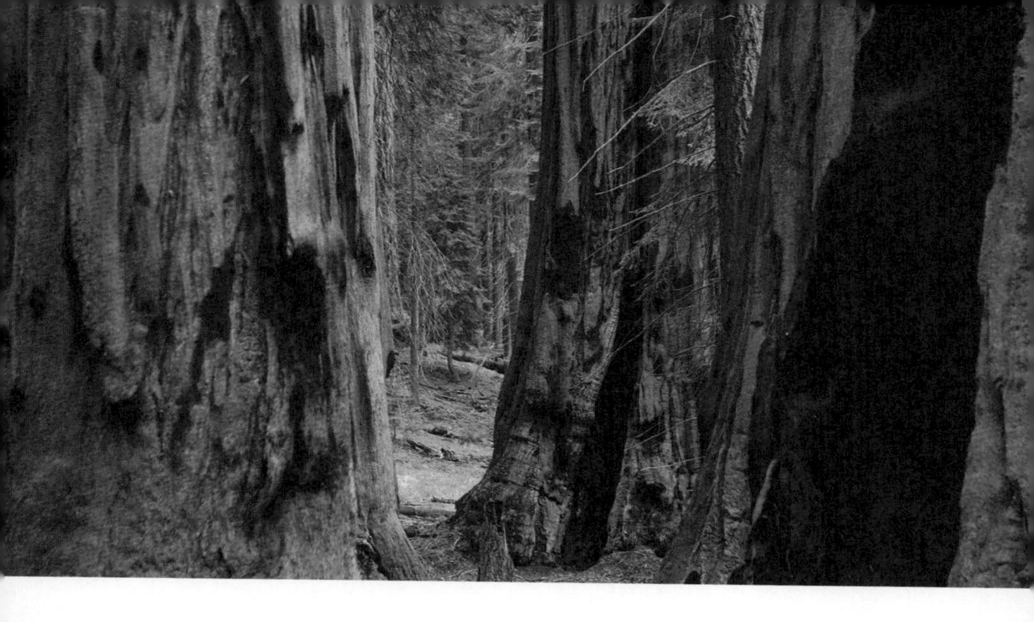

❖ 木與肝臟健康有關

而肝臟健康最容易受到過度情緒和壓力的影響。此元素還與膽囊、眼睛和肌腱合作。它的特點是失去平衡時會容易發怒。環境因素包括春季和風的季節。顏色聯想是綠色的，味道是酸的，方向是東方。肝失衡時，通過穴位和飲食調養，可以恢復平靜和流動，尤其是在春季。

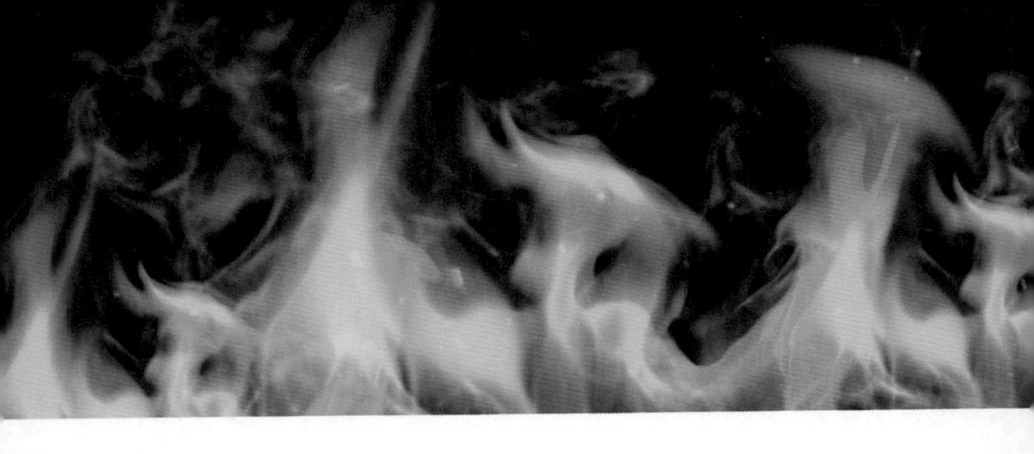

❖ 火與心有關

表示滿足的程度（愛和幸福）。缺乏自我表達或壓力對心臟的影響最大。該元素還與小腸和胃、舌頭和血管合作。其特徵是出汗過多或舌頭顏色異常或面部膚色不平衡。環境因素包括夏季、炎熱。色紅，味苦，方位偏南。當心臟不平衡時，通過穴位支持和注意胃／飲食能幫助恢復功能，同時心存滿足，保持心情平靜的畫面，這樣心臟就恢復正常的跳動。

❖ 土與脾胃有關

胃受慢性壓力和過度思考引起的焦慮影響最大，導致消化不良。這個元素與嘴唇、牙齦和肌肉有直接的關係。當失去平衡時，會出現牙齦出血和口臭以及肌肉無力或痙攣。環境因素在長夏的季節（長夏就是在每個季節換季的前後18天左右）、潮濕。顏色聯想是黃，味道是甜的，方向是「中間」或中心。通過針灸、煮熟的溫暖飲食和減少過度思考來提供支援，同時保持水量的控制，口渴才喝水，飲水過量與不及都會有影響，保持適量有助於恢復平衡。

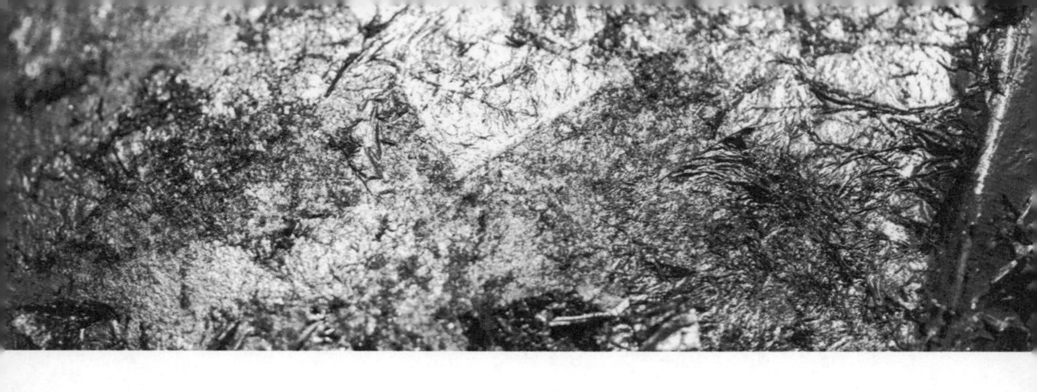

❖ 金與肺有關

肺與大腸、鼻子、皮膚和毛髮有關。在情志方面，過度的憂慮和擔心會傷害肺部，同時噴嚏、鼻塞、流鼻涕和鼻血等表現在鼻子上的症狀也是肺與大腸的問題；通常皮膚病也是受到肺與大腸不平衡的影響。環境因素包括秋天的季節、乾燥。顏色聯想為白色，味道為辛辣，方位為西。針灸扶持、釋放積壓已久的情緒，放開心胸，預寒預熱保持一定的流汗，是重要的養肺措施。

❖ 水與腎臟及膀胱有關

同時進一步與頭髮和耳朵的聽力和骨骼相連。在不是立即危險的情況下有害怕或是經常有畏懼感，這表示腎氣不足（必要時為所有其他器官提供額外的能量）。當失去平衡時，大小便及腦力或是耳朵聽力會出現問題，骨質疏鬆症和牙齒問題可能會顯現出來。環境因素包括冬季、寒冷。顏色聯想是黑色，味道是鹹的，方向是北方。通過針灸支持，豆類、骨頭湯和海鮮等食物以及良好的休息都有助於恢復。

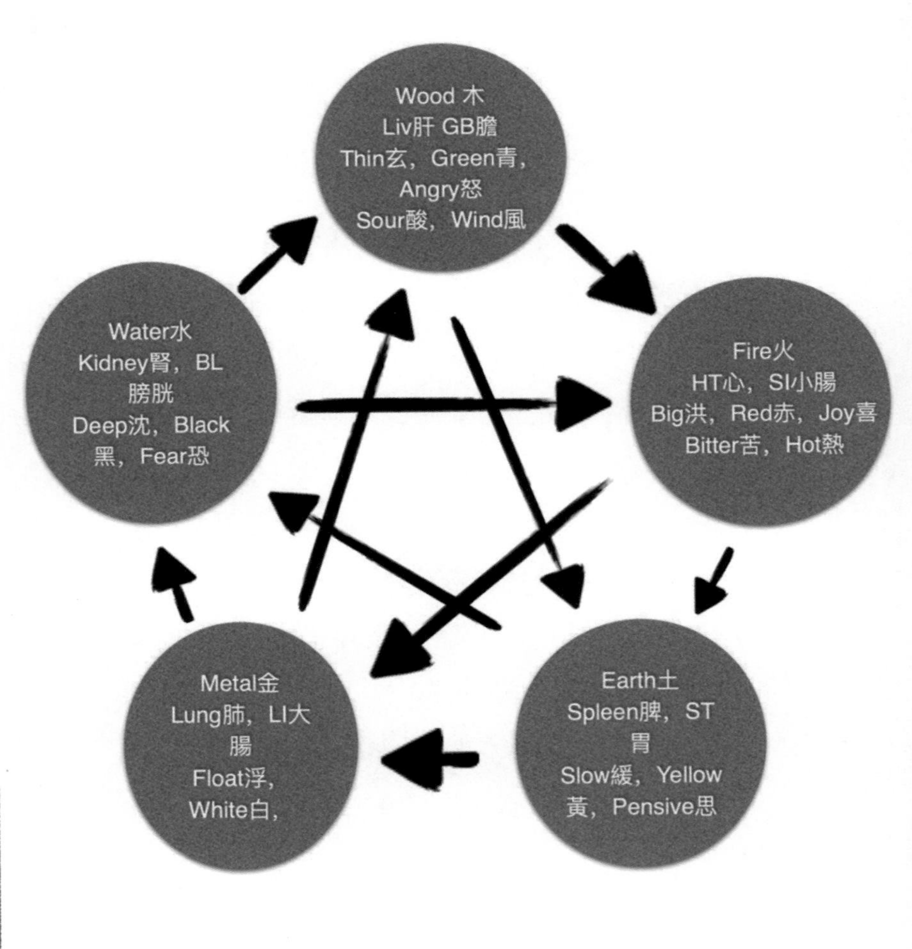
Wood 木
Liv肝 GB膽
Thin玄，Green青，
Angry怒
Sour酸，Wind風
Fire火
HT心，SI小腸
Big洪，Red赤，Joy喜
Bitter苦，Hot熱
Earth土
Spleen脾，ST
胃
Slow緩，Yellow
黃，Pensive思
Metal金
Lung肺，LI大
腸
Float浮，
White白，
Water水
Kidney腎，BL
膀胱
Deep沈，Black
黑，Fear恐

您可以在圖中看到每個元素和器官如何相互連接；一個人的不足或過多都會導致身體的不適。大家可以用想像力去想這個五行就像五個同等壓力的氣球，那個氣球失去壓力或是壓力太大，就一定會影響到其他氣球。身體機能與更廣泛的自然元素（包括季節、溫度、聲音、顏色、味道和注意力方向）之間的這種相互聯繫決定了健康狀況的好壞。關於每個器官、組織和情緒活動的功能的一般自我檢查可以指示出平衡或不平衡，然後可以由中醫師跟進，來進行治療。

中醫與西醫的獨特之處在於中醫重視整體論，將每個人的外部和內部環境視為診斷和治療的一部分。西醫則是頭痛醫頭、腳痛醫腳，看到什麼就治什麼。下一章通過主要關注食物作為藥物來增加平衡生活的另一個部分。

患者證詞

幾年前我去看了倪醫生，因為我的潮熱很嚴重，我睡不著覺。在第一天服用他給我開的草藥後，我有了很大的改善，之後還是繼續服用一直到我的問題都解決了。我現在每年見一次或兩次倪醫生，只是為了確保我的器官功能處於最佳狀態，並且我的身體還是處於平衡狀態。我非常感謝倪醫師和他驚人的中醫知識。

斯威默小姐

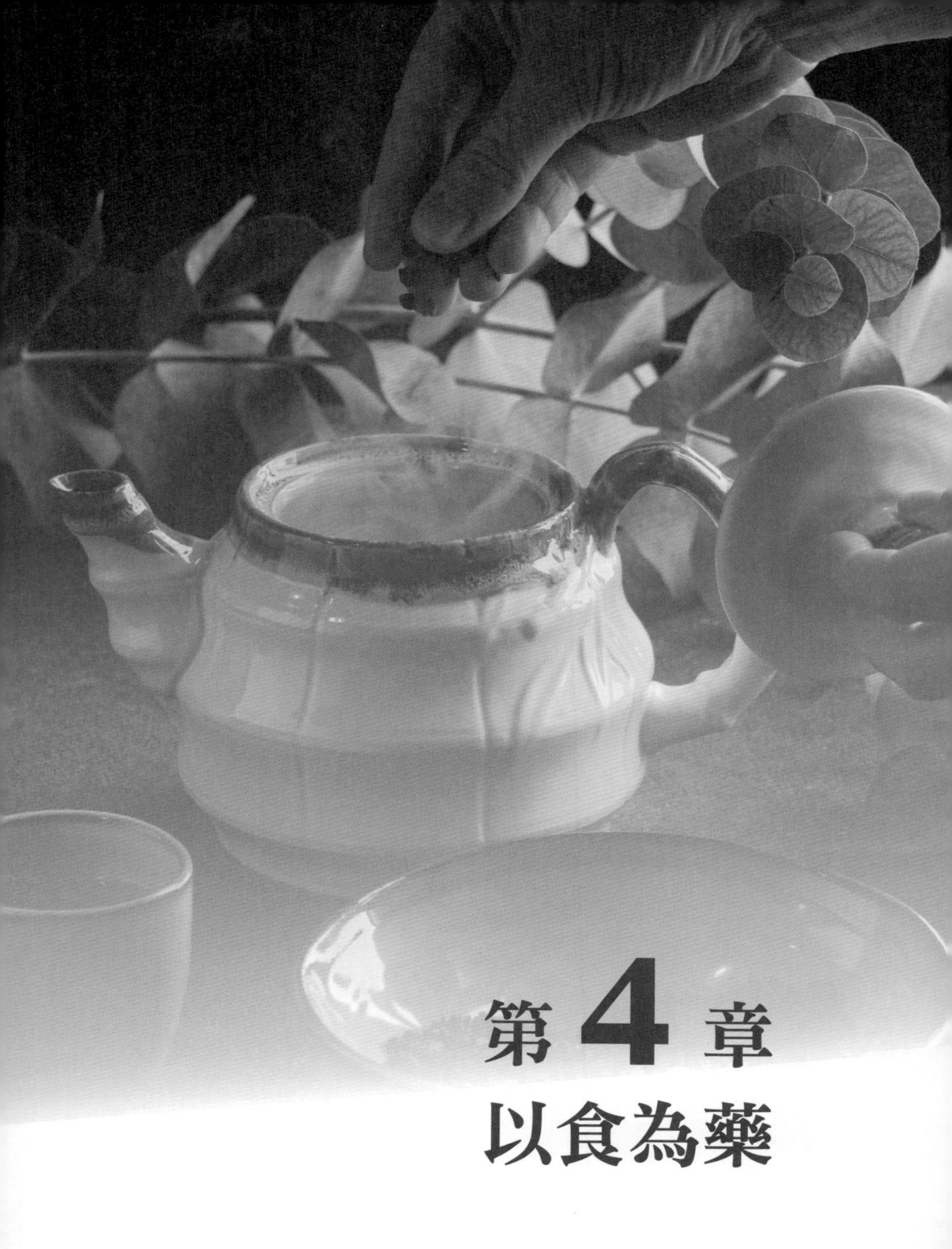

第 4 章 以食為藥

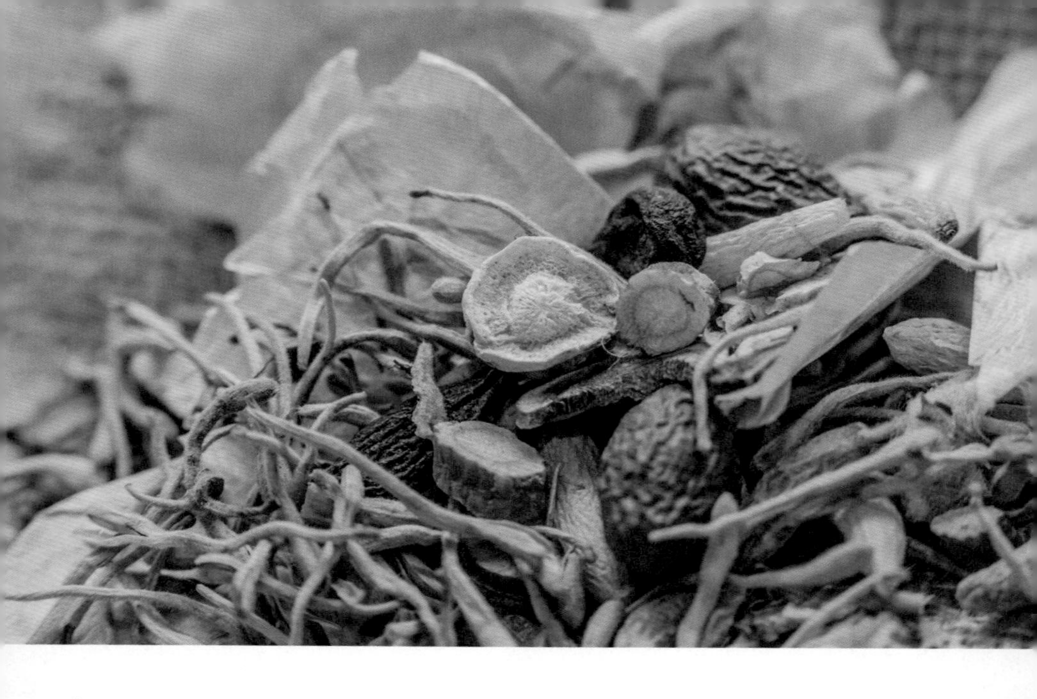

如前所述，真正的健康標準掌握在個人手中。健康不是用儀器測試，而是注意吃、睡、排便、精力、體力、生理機能、自我感覺良好等等。每天自我檢查對於保持平衡至關重要。機器可以檢測身體的變化，但不能斷定一個人是否健康。幾千年來，中醫一直有效地幫助那些未能通過其他方式獲得解釋或治療的人，即使到現在也是一樣。

預防對於健康至關重要，人類擁有各種通過平衡生活方式保持健康的工具。每日檢查和瞭解能量與環境和身體內部的聯繫，對預防有很大幫助。保持平衡的另一個關鍵是理解食物作為藥物。

矛盾的是，人們最喜歡並因此經常食用的食物往往導致缺乏健康並最終導致疾病。一般來說，根據中醫，良好、多樣化的營養對健康至關重要。在治療病人的時候，中醫師會更進一步，依照病人的病情將特定食物作為藥物，以加速從他們恢復健康，並使病人能長久的保持下去，來保持健康。適當的食物，也被認為具有增強身體的功能癒合能力。中醫不僅僅注重計算卡路里或是碳水化合物，很多時候還會依據病人的身體狀況來增加或是減少，用來平衡它們的攝取，來保持維護病人的健康。

根據中醫的說法，食物有五種味道，對應五個器官。味道是基於食物本身的性質。「味」（酸、苦、甜、辛、鹹）必須平衡。當一個人有渴望或是想要，意味著身體某方面不平衡。食物的多少可以保持平衡也可以造成不平衡。比如嗜甜者，可能是胰腺或腎臟失調；辛辣指向大腸、肝臟和膽囊；鹽表示腎臟問題（腎臟衰弱會導致心臟問題或高血壓）。

肝臟失衡，意味著要避免飲酒，並專注於酸味食物（可以緩解腹瀉）。對心臟有益的食物包括苦瓜、番茄和西蘭花；不平衡需要苦味食物。胃病需要煮熟或溫熱的食物，尤其是根莖類蔬菜

（不是冷的或生的堅果和蔬菜）。養肺需要辛辣、白色的食物，養腎可以用一些鹽和豆類、骨頭湯、海鮮。適量的需要，可以幫助臟腑的功能，同樣的如果過量也會造成臟腑功能失調。

食藥很複雜，必須因人而異。梨通常有助於肺部乾燥，但對於那些超重或充血的人來說，梨是禁忌的。柑橘和熱帶水果太過量，也會進一步削弱不良的消化系統。然而，人們普遍認為乳製品、糖和酒精會減緩或阻礙癒合。一旦患者遵循規定的飲食，體重也會有一定的變化，過重的會減輕，過輕的會增加體重，身體會自然調理，他或她可能會對這種好的副作用感到驚訝。

中醫從業者很清楚，如果不伴隨飲食改變，幾乎沒有治療效果，即使是有效果，也是暫時的。我經常對病人說，他們誤以為只要吃健康的食物，多喝水，服用維生素，他們就會健康。不是這樣的。健康的食物只有在您需要時才是好的。當感到饑餓時進食，這是對身體有益的，但不饑餓時也隨意食用，這是不明智的，即使吃的是健康食物。吃東西的時候，必須是在你需要的時候，不是你想要的時候，否則會造成麻煩。關鍵是需要和想要。換句話說，不餓時進食會造成消化系統問題，進而導致營養吸收太過和免疫力下降。

區分需要和想要是第一步。即使一個人需要吃飯，選擇仍然發揮作用。例如，在饑餓時持續吃油炸、高脂肪、含糖或加工食品最終會導致疾病。餓的時候偶爾吃這樣的食物沒什麼大不了的。但是經常習慣吃它們，就會導致健康問題。同樣，如果一個人不餓，也可以不吃一頓飯。

年齡大了的時候，就應該特別注意自己的預防措施。20多歲吃速食與60多歲吃速食的結果不同。直覺進食，聆聽身體關於食欲和進食量的信號，對所有年齡層的人都是有益的，儘管進食需求會隨著時間而改變。當一個人專注於進食的行為時，營養吸收也最有效：味道、感覺和速度。正念意圖涉及適當的飲食，需要非常注意。

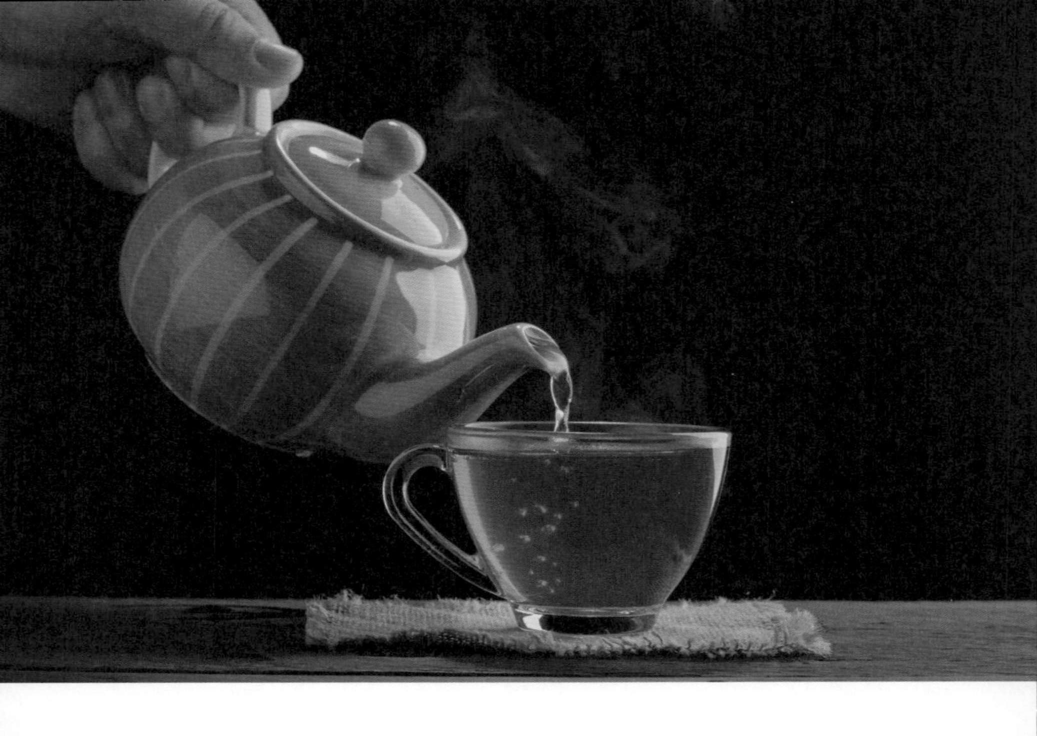

室溫或熱飲

中醫建議避免在一年中的任何時候喝冷飲。如前所述，食物的性質與體內的溫度反應有關。雖然在飲料中加冰或飲用冷藏飲料似乎可以降溫，但實際上會導致失衡。攝入冷水會抑制消化，導致消化緩慢，因為冷水會收縮吸收液體所需的血管。會導致腹脹和便秘，也會造成體重減輕會，消化受到抑制。

寒冷會削弱腎臟和膀胱，增加膝蓋、腰背和牙齒的骨骼問題。許多人都知道關節炎和關節痛在寒冷的月份會加重。此外，腎臟影響聽力、內分泌系統和性功能。最後，腎臟虛弱會導致不活耀。

室溫或熱飲不會消耗消化熱量。事實上，室溫飲料比冷飲更涼爽，因為身體無需額外產生熱量來幫助消化吸收這些液體。

草藥

中草藥療法，被認為是最古老的促進健康的藥物療法。這種治療被認為是一門稱為「草藥學」的科學。草藥學的書面記載，可以追溯到2000年前，而通過口耳傳承，已有5000多年的歷史。草藥材蘊含山川之氣，草木之精。「氣」，是生命力能量，連接著環境和身體，而草藥提供了一種強大的方法來促進這種連接的癒合，而不會損害身體的器官。

草藥使用正確時，也一樣可以媲美西藥的迅速反應，但它們是促進身體平衡，而不是針對特定疾病症狀。草藥透過其精氣進入人體能量經絡，來調整體內能量的重要動力。換句話說，草藥不單獨治療某一症狀，而是通過滋養不足或排除過剩的元素，使其能夠自愈。治癒的速度取決於身體的整體健康狀況或疾病的嚴重程度；結合針灸使用可以加快恢復過程。此外，草藥可以起到預防和恢復作用。

鮑勃曾長期受濕疹困擾；他在十幾歲時首次尋求皮膚科醫生的幫助，並使用了外用藥物，但未見效果。接下來，隨著時間的推移，他嘗試了多位針灸師的治療，包括幾位使用草藥的針灸師。但情況仍未改善。他聽說了我，並來找我尋求幫助。我對他的診斷是，他的體

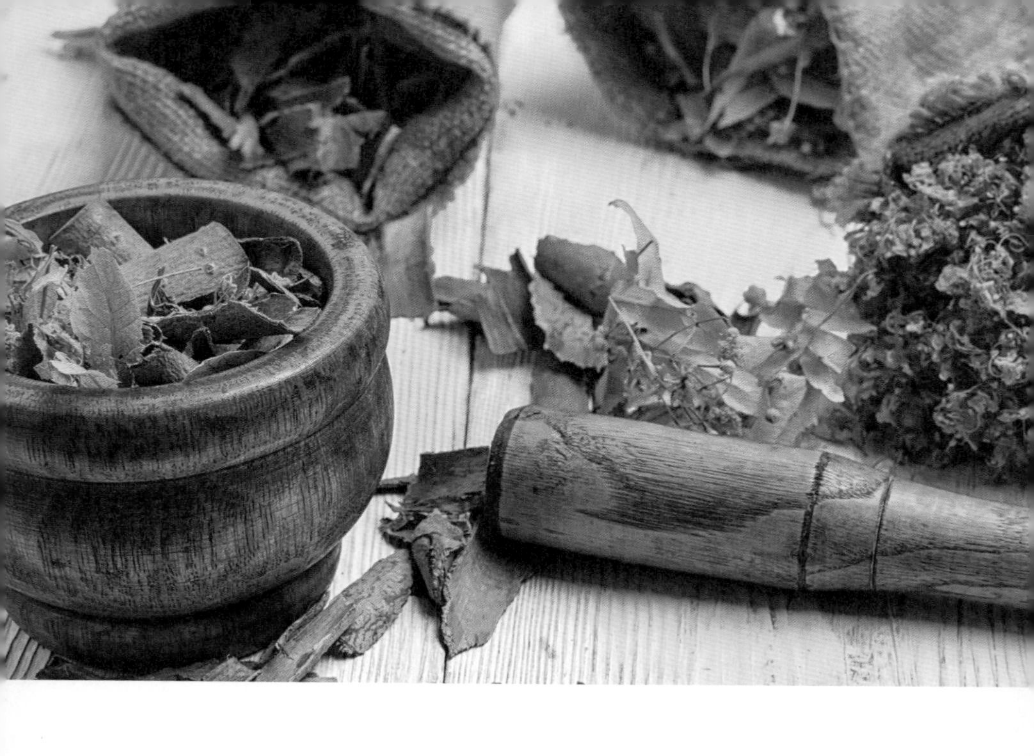

內過於寒冷。鮑勃只聽過其他中醫說是熱的問題，從沒說過是寒造成的。我使用驅寒的草藥後，他立即取得了良好的效果，其他相關症狀也有所好轉，儘管治療過程長達近兩年，鮑勃始終耐心配合，最終完全康復。現在鮑勃連過去經常感冒的問題都沒有再發生了，他過著正常人的生活。

中國草藥來自植物、動物和礦物。它們可以組合在配方中，產生協同作用，從而增強治療效果的範圍。處方中特別注意每位患者的整體健康狀況。

重要的是草藥配方，符合良好生產規範（GMP），以確保高品質的產品來保護健康。這些做法包括注意草藥的來源、製造環境並滿足嚴格的規範。在美國，GMP由食品和藥物管理局（FDA）強制執行。但為了安全和患者病情的特殊性，在未諮詢醫生的情況下不應採用。

維他命

在西醫中，除了診斷和治療疾病外，營養對健康也起著重要的作用。通過化學分離研究食物中的分子，使科學家和營養學家能夠測量食物中維生素的種類和數量。維生素提取物可濃縮製成藥丸，以解決人體的營養缺乏；每天服用維生素補充劑是西方醫學的一種形式。

儘管維生素生產量很大，但美國食品和藥物管理局並未認證維生素可以用於促進身體健康。因此，即使在醫生的建議下服用補充劑的人，也要自行承擔風險或獲益。補充劑製造商通常依據營養專家的理論生產產品，而這些理論往往缺乏深入的研究或證據支持。因為研究需要對10,000

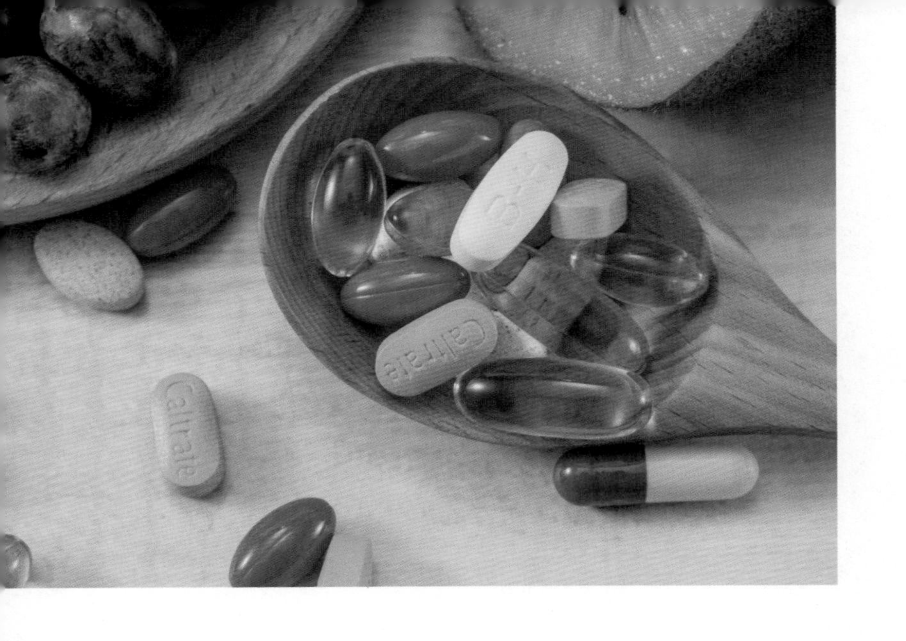

多人進行實驗，其中部分人服用安慰劑，並在相當長的一段時間內每天記錄結果。

中醫認為人體對營養物質的吸收與免疫系統直接相關。《黃帝內經》云：「脾胃為後天之本。」意思是寶寶在出生前，通過消化系統吸收媽媽的營養。出生後，則必須通過自己的脾胃來吸收所有的營養，所以脾胃是「後天」的基礎。只要有一個健康的消化系統可以吸收食物中的營養，免疫系統就會受到積極影響。胃腸道在免疫系統中起著非常重要的作用，因為所有的食物都首先通過它。

例如，維生素D在人體中起著重要作用。透過每日適量的戶外活動，陽光可以自然提供所需的維生素D。正如植物和其他動物一樣，缺乏陽光照射的人體質通常較弱。確實，光照和水分充足的室外植物比室內植物長得更高、更強壯。

那麼為什麼人類需要在服用鈣的同時服用人工的優質維生素D呢？如果人們每天都能到戶外活動，身體就能更好地吸收天然養分，消化系統的反應也會更好。每個人都可以通過皮膚吸收營養。然而，那些消化系統有問題的人不一定能很好地吸收人造營養素。

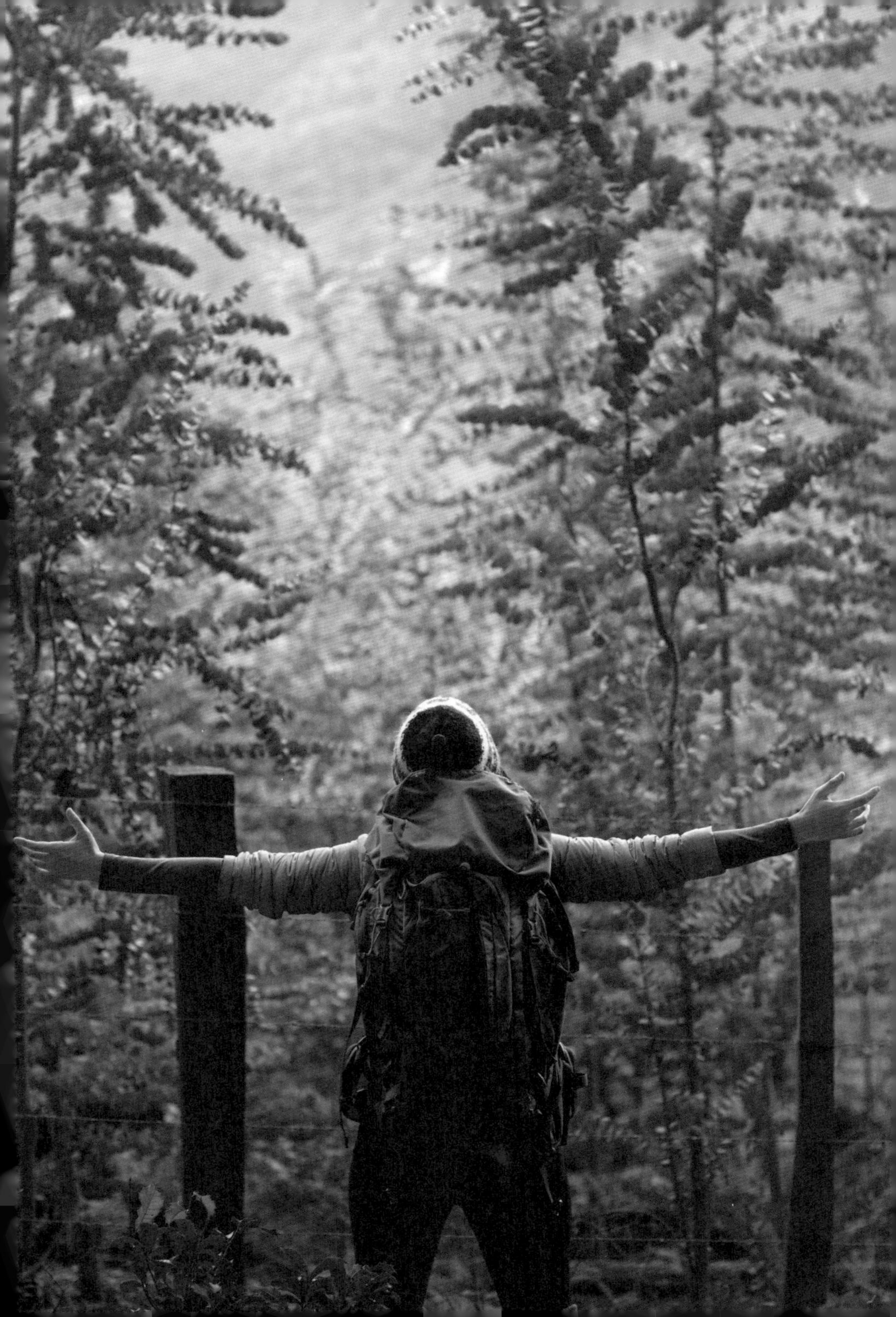

中醫認為，腎主「骨」，腎同時又主新陳代謝，所以保持腎功能健全，才能做到預防疾病。同時為了我們能從食物中吸收維生素，我們還需要一個良好的消化系統。中醫《黃帝內經》說，腎主先天，脾胃主後天，人的身體出生前取決於腎的功能，出生後取決於脾胃的功能。此外，「腦為髓之海」，髓又為腎臟所生，故而腎臟控制大腦。《黃帝內經》表明，我們的祖先在2000多年前就知道腎和脾胃的重要性。

大約20年前，我的一個病人來找我，他的名字叫羅伯特，他的一家人都是我的病人。他一向信任中醫，寧願吃中藥也不願吃西藥。但是，他仍然認為西醫是高科技的，他自己也涉足高科技電腦軟體。他在他的公司中擔任非常重要的職務。當時，他正前往韓國設計首爾機場所需的電腦設備。在他離開美國去首爾之前，他來問我一個問題：「我們（美國）剛剛做了一個實驗研究，提取少量的骨髓，用染色體染成紅色，然後再注射回患者的身體，然後觀察染紅的骨髓的移動方式。你知道它的終點在哪裡嗎？」我沒有花一秒鐘的時間就立即回答他「到了腦部。」他很驚訝，問我怎麼知道的。我告訴他，我們中醫在兩千多年前就說了，腦為髓海，骨髓最終會集中在大腦中。我的病人聽了這個回答，說中醫的理論太神奇了。我告訴他：「你們西方的內科和我們的中醫內科至少有兩千多年的研究和實踐的差距。」

西醫在嬰兒未出生前，用羊水來判斷胎兒的腦功能，這就是中醫所謂的腎主先天。出生後，任何問題都可以歸究於胃，所以脾胃主後天。只要能吃、睡、大小便、大便正常、起床精神好、手腳暖和，基本上就沒有疾病。這些領域中任何一個方面如果出現問題，都表明疾病發作或疾病本身。如果一個人沒有任何問題，只需要多吃蔬菜和水果，每天讓皮膚有機會暴露在陽光下，根本就不需要維生素。服用維他命的人，尿液會變得很黃，說明身體沒有充分吸收維他命。我經常告訴我的病人，「你服用維他命，僅僅只代表你排出昂貴的尿液，不代表你的身體能夠吸收到。」

最終，我們發現最重要的是陽光的攝入，蔬菜就是需要大量的陽光才能生長。人必須有足夠的陽光，才能使身體機能正常地消化食物中的營養物質，使內臟器官得到所需的營養。營養可以源源不斷地滋養身體，讓我們遠離疾病的痛苦，擁有健康優質的生活。

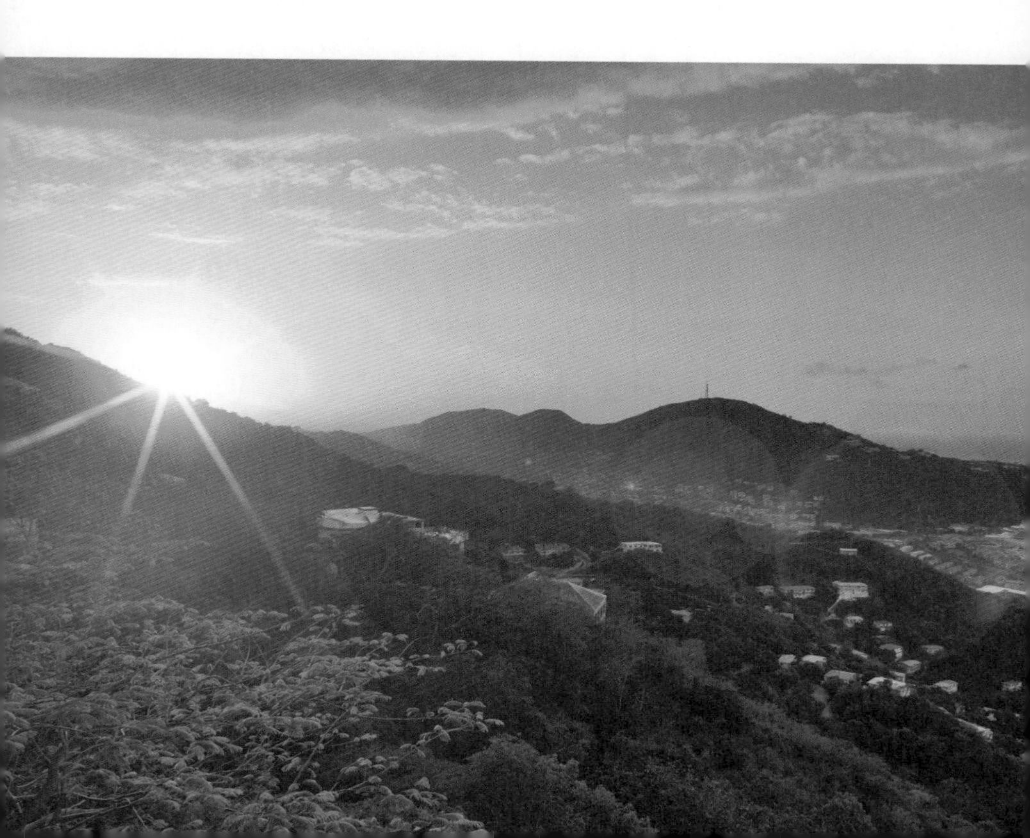

當食物被視為藥物而非僅僅是享受或需求時，人們對食物的攝入方式便會改變，這不僅能改善自身的營養方式，還能助力恢復健康，甚至維持已有的健康狀態。飲食對健康的重要性，怎麼強調都不為過；很多中醫都依賴飲食作為生活方式的一部分，以促進氣平衡，從而促進身體健康。當然，一個人吃或做的每一件事，適度都是維持平衡的基本原則。當你在食用營養食品的時候，記住，你所吃的營養並不代表你的消化系統可以完全吸收到，即使是你服用高量或是大量的營養品，也不代表你可以完全吸收到，這也是西方營養學家用同樣的觀念，希望你在服用大量的營養品，至少身體可以收到部份，但是到底身體能攝取到多少你所服用的營養品，關鍵還是在於你自身的消化系統。

本書的下一章將討論醫患關係。什麼是最適合每個人的複雜需求，去找中醫從業者提供建議，這是一個最明智的做法。除非一個人本身已經是中醫專家，否則自我診斷，可能會在不知不覺中，造成進一步的傷害。因此，我做這裡應邀從業者，都能成為促進身體健康的合作夥伴，讓所有的病人獲得最佳治療結果，是至關重要的。

患者證詞

我經常在亞洲和非洲旅行，八年前，我的腸胃系統出了問題。我感覺到很虛弱。我去看了幾個專家，服了西藥，幾乎沒有或根本沒有緩解。我決定去找倪醫師，由於地理位置的原因，我們僅是用通訊診斷，雖然無法直接取得藥物，他還是給了我一些建議，也給我一份肉湯和蔬菜的食譜。一個月後我的情況略有好轉，但由於各種腸道問題、炎症和鼻竇感染，我只能接受了另一次面診。通過草藥和飲食的改變，我的病情有所好轉。我也學到了很多：比如，當我頭痛的時候，倪醫師告訴我，當我洗完頭髮之後，要把頭髮吹乾，而不要讓涼風晾乾！當我晚上覺得餓的時候，他叫我去睡覺！我的微生物組需要我吃不同的食物，而不是每天吃同樣的東西（早餐吃燕麥片）！最終，我瞭解到平衡和適度以及生活方式和預防都是健康的基本要素。他和我的目標是我不必再去他的診所。中醫治療確實有效。

斯特凡尼伯德

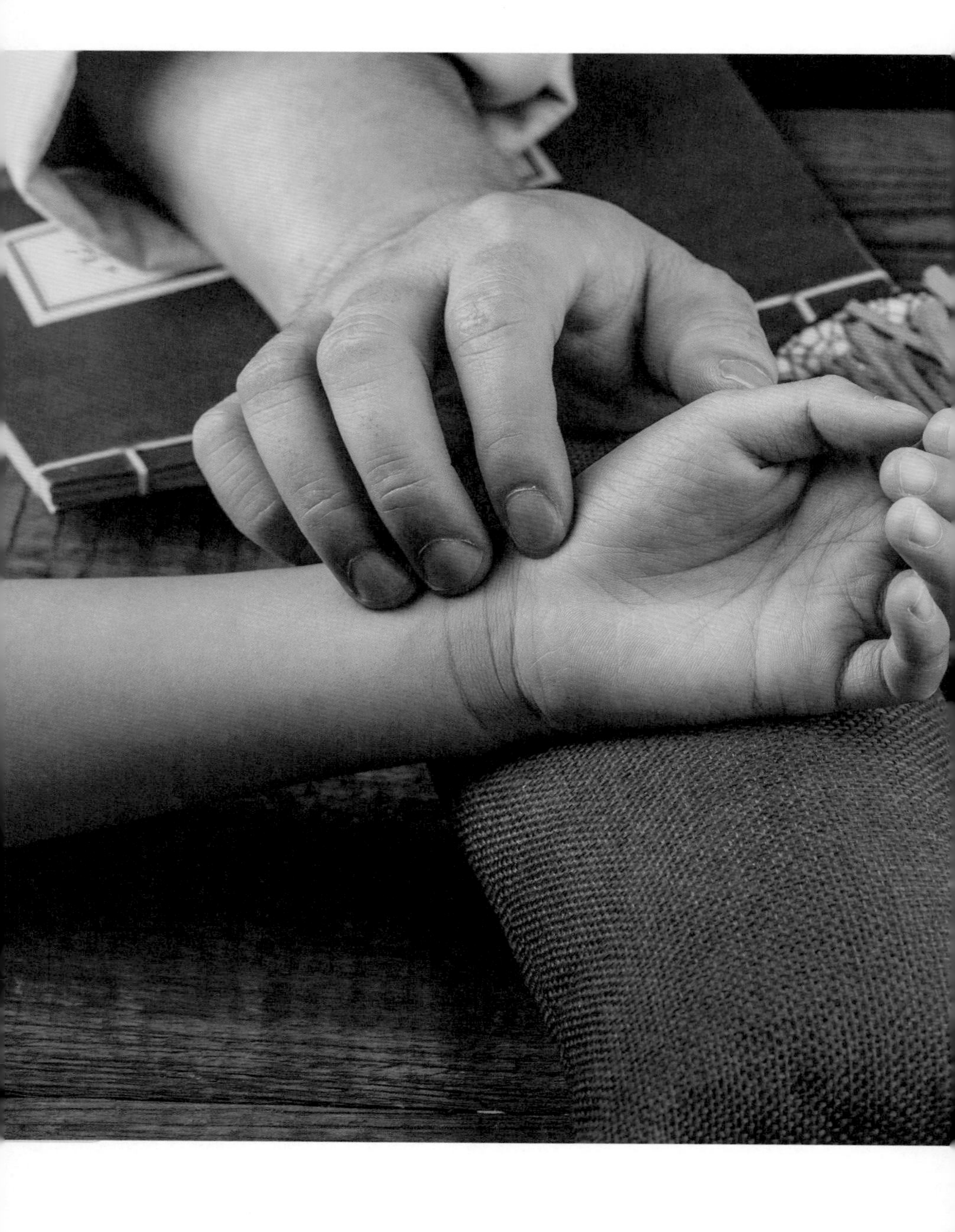

第三部

醫患關係

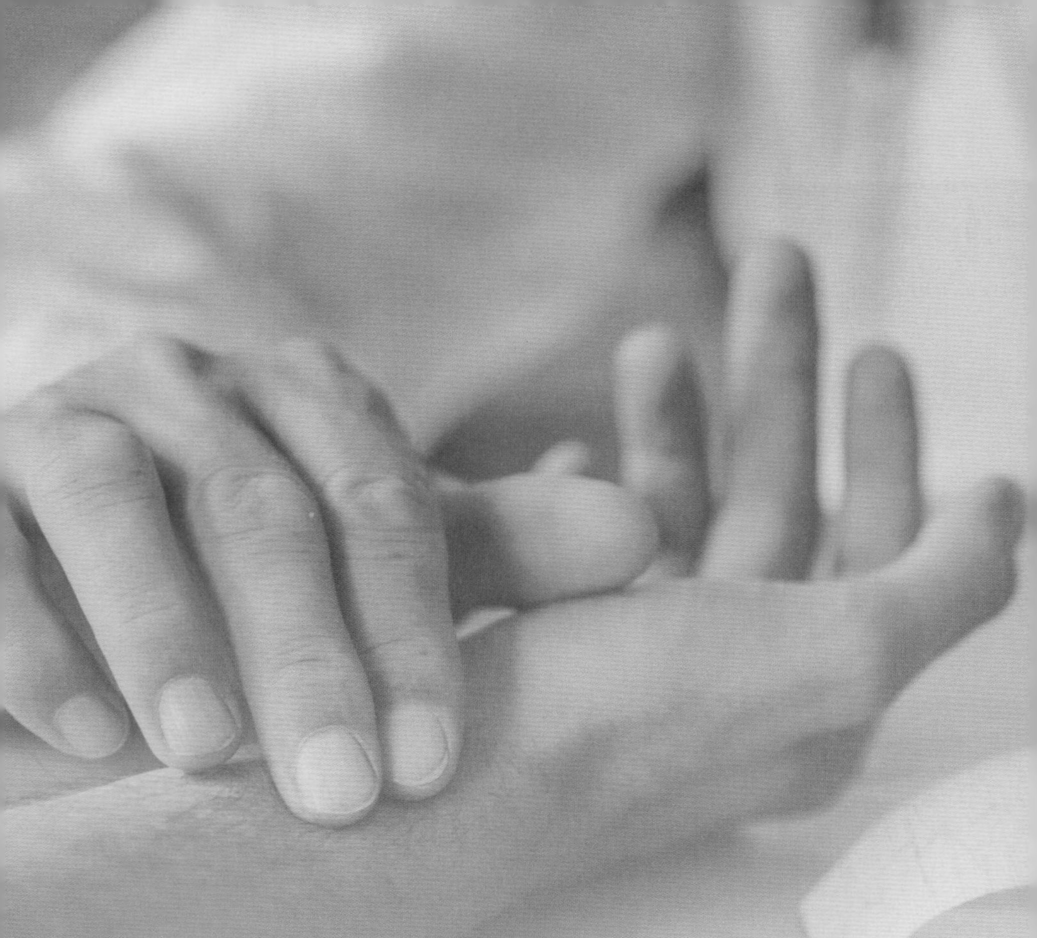

第 5 章
醫患關係

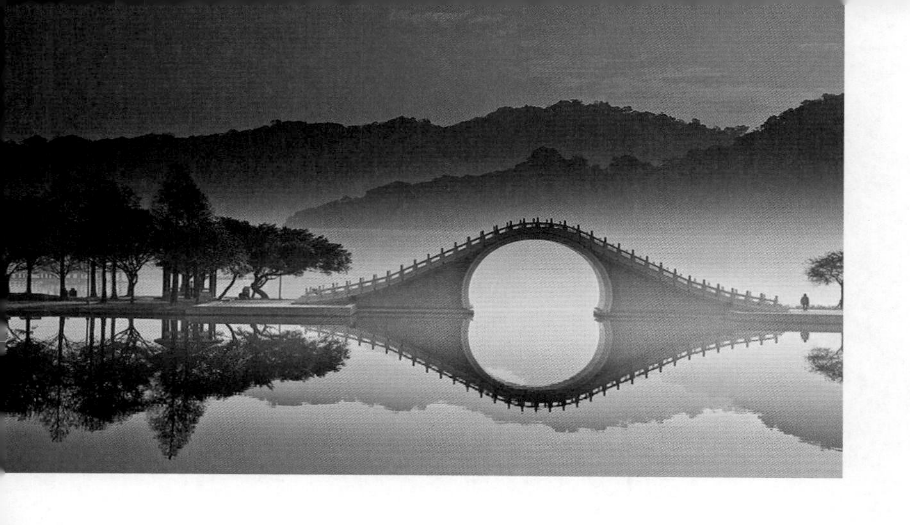

中醫從表面上看，似乎很簡單。大多數人包括僅學過中醫皮毛的人，都認為他們知道中醫是如何治病的，因為中醫的描述清晰明瞭，而且用的是很便宜沒有太多副作用的藥材，只要看得懂書的人，幾乎都能瞭解到一定的程度。然而，中醫師給病人治療時，要求病人配合治療，同時要求他們要改變生活習慣，注意飲食的建議，在這一方面的經驗和知識，就不簡單了，尤其是剛剛開始看病診治的醫師，更是茫無頭緒，到底還是經驗有限。許多患者在意識到醫生希望他們生活習慣的改變程度遠超出他們的意願時就，便放棄

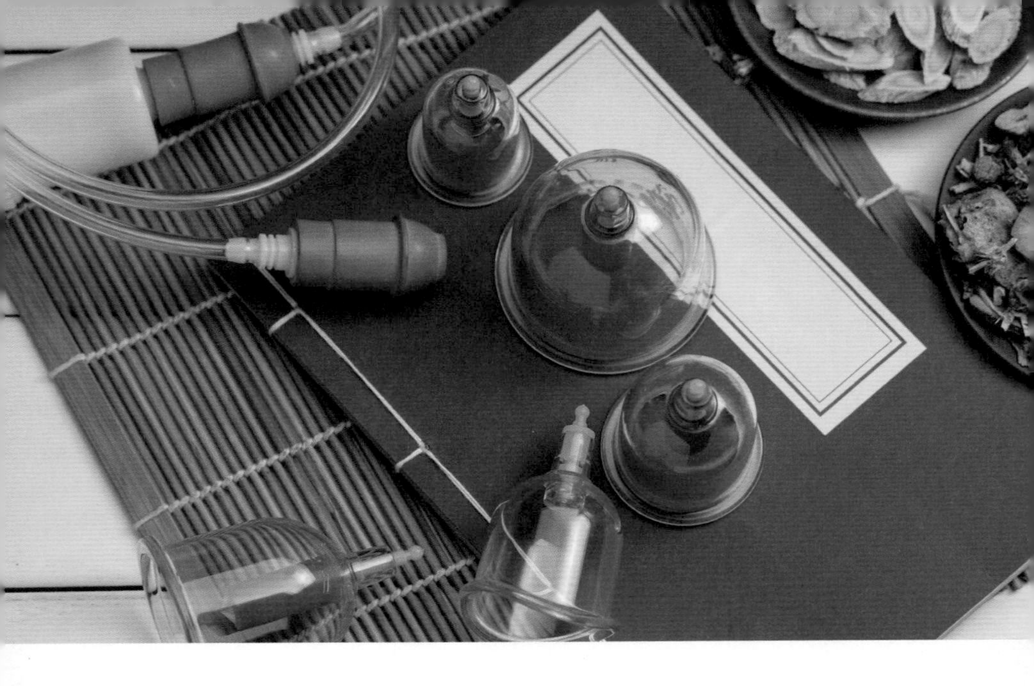

了。還有些人會認為，這種方法根本不能消除疾病。也有很多人學習中醫是為了自己和家人的需要，或是希望能保持親人的健康，他們認為，可以不需要找醫師，也不需要尋求醫生的說明，更不希望被醫師或是藥商欺騙和上當，如此他們就更不瞭解，改變生活習慣才是真正的根治，不是光吃藥就可以了。俗語說：「學醫三年，口出狂言，再學三年，不敢妄言，又學三年，沈默寡言，更學三年，無需多言。」

其實中醫比西醫更難，中醫的理念是宏觀的，是整體的，西醫的理念是微視的，看的是顯微鏡下的細胞與病毒，整體的變化才是真正造成病邪的原因，看到的細胞與病毒的變化只是結果。因此，僅依靠檢驗結果來治療，其實只是掩蓋了病症，而非從根本上治療造成疾病的原因。中醫講的是「至簡之道」：中醫初學複雜，掌握之後，就變得優雅簡單了。中醫會失誤治療，基本上在於醫者可能過分簡化，診斷錯誤，或是不能完全理解中醫原理，甚至於對中醫的理論變化，瞭解的很膚淺。例如，很多醫者會說「陰虛內熱」，「心腎不交」，「陰陽兩虛」等，真正瞭解它含意內容的，又有多少呢？

中醫追求徹底康復。要使身體能夠徹底恢復，患者的問題才永遠不會再復發，如此才可以停止治療。雖然沒有醫生可以保證這樣的結果，但每一位中醫都朝著這個目標努力。對於那些相信自己可以自我治療的人來說，他們會面臨自己的疾病有復發的可能。

有一個病人黛安，經過她的醫生推薦來找我，因為患者患有腿部水腫、神經病變、肝功能衰竭，同時患有第4期肝癌。她正在服用15種治療腹部、足部和腿部積水的藥物。黛安的腿和腳因水腫而受到壓迫和痛楚，雖然她有很好的食慾並感到饑餓，但每次進食後都會出現劇烈的胃痛和大量出汗的情況。她也經常感到寒冷。她睡不好覺，每晚只休息兩個小時。她也無法排尿，所以她不得不服用藥物來幫助排尿和排便，即使用了利尿藥，每週仍需前往醫院抽取約4000cc的積水。

中醫注重的是積水和肝臟影響到脾胃的問題「木克土，土克水」，而不僅是肝臟本身。肝病造成水腫，這表示肝的問題已經移轉到脾胃了，造成水的失控了「土不能制水」。在五行中，土是象徵胃、脾能制水，所以補土對付積水才是最重要的。想想當颶風來臨時，人們為何使用沙袋來防止洪水氾濫，這就是土能制水的原因。用木頭、火或是鋼鐵都行不通。所以，開藥方強胃是有道理的。

進一步說明兩者之間的聯繫：當肝（木）衰竭時，它會克到土，也就是說會影響到脾胃。樹木要在土裡才能長得很好，木不長，土不善。土不善，水失控，土不能制水。所以治肝要先治脾胃，只要土質好，樹（肝）自然也會好。加強土壤的功能，以幫助身體去除多餘的水分。所以肝功能衰竭不是主要問題，只是看到的結果，真正要治療的是脾胃，才是導致積水的原因。

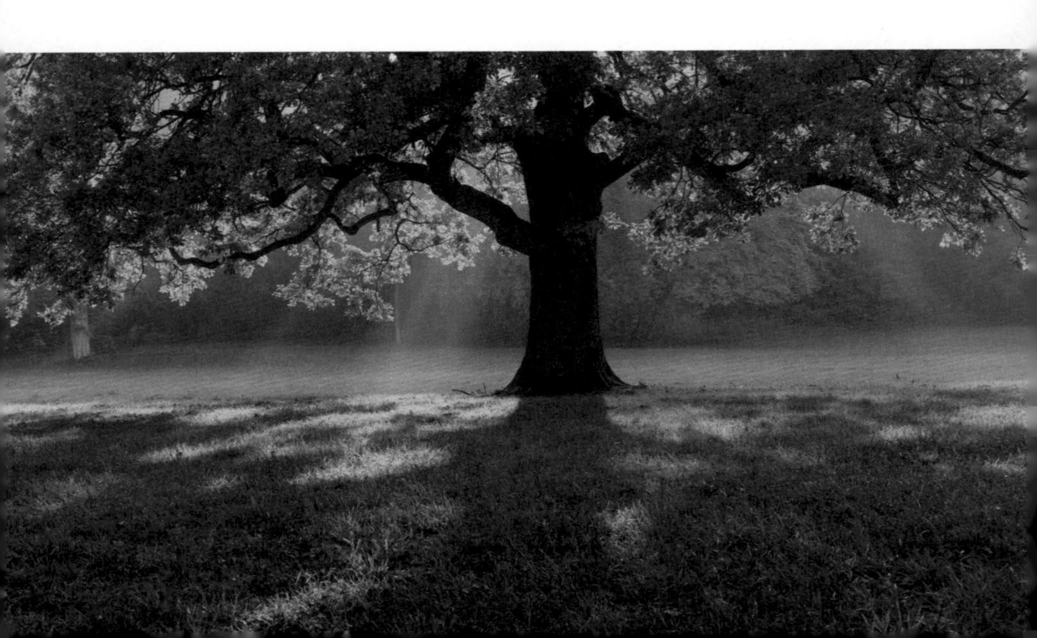

黛安第一次接受治療後，取得了良好的效果。我們添加了草藥來清理腸道。她每兩周拜訪一次，以確定她是否接受了適當的治療。她不再喝酒了。水腫也消失了。黛安之前每周需到醫院抽取4000cc體內積水。三個月後，醫院沒有看到任何水腫。但是她不願意再繼續接受治療，因為她來求醫的目的只是排水，她不能接受中醫能解決她的肝病，而且沒有保險支付，對她來說看中醫需要自己掏腰包是很困難的。我就只能提醒她，如果她的肝病沒有完全治癒，腿的水腫一定會再復發，病人表示理解。

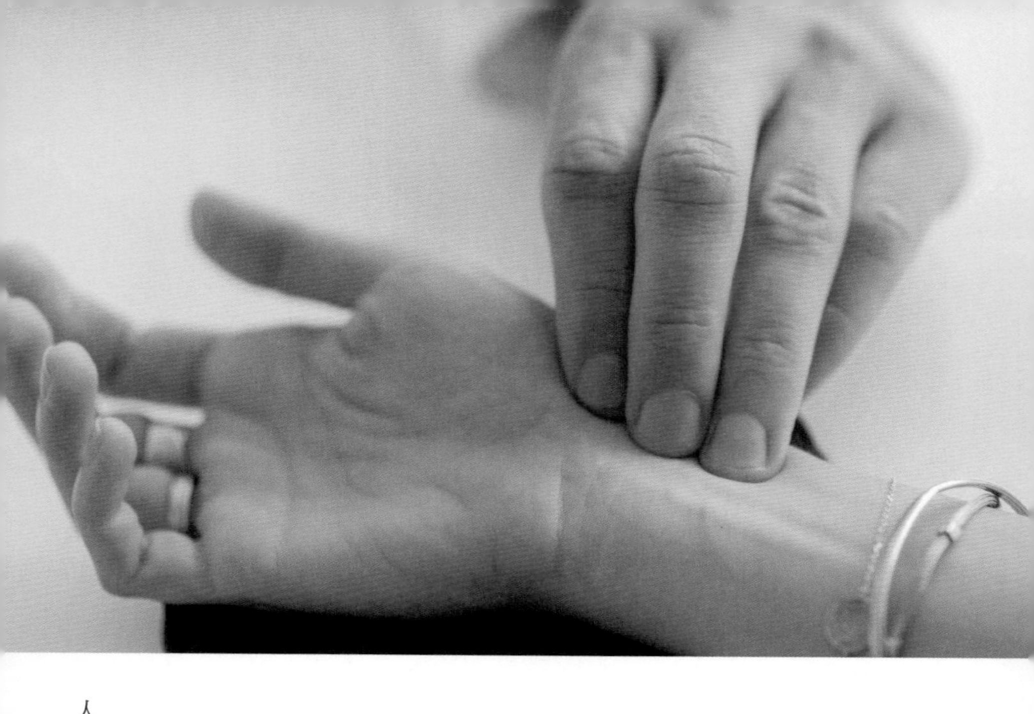

醫生和病人的溝通

診斷對於治療至關重要，必需要受過訓練的中醫才能完成。儘管學習了身體健康的各個方面和描述，對於中醫不夠完全理解的人，是不應嘗試自我診斷；如果不小心誤診，有時候可能會造成很大的損失。

醫生對患者的責任是減輕患者的痛苦並解決患者的問題，甚至病情惡化。患者對醫生的責任是，充分配合並遵循醫生的指示。每個醫生都有不同的能力、專長和觀點，因此他們對患者的解釋方式也可能各不相同。道德上，醫生有義務向患者明確說明，在不耽誤治療及不使病情惡化的前提下，他們能在多大程度上幫助患者。不管怎樣，想要治癒病人的病，病人需要與醫生完全配合。但是，如果在治療期間，效果不是令人滿意，患者應該會被轉診，或是患者可以要求醫生另外找一位醫生治療，以免耽誤治療時機，這是醫德。

當患者向醫生描述病情時，必需要說明清楚他的症狀，並講述其所有表現和影響。病人是不必瞭解疾病的，所以只能陳述症狀。同樣，如果醫生告訴患者疾病原因和治療的方法，必須要使患者能夠完全理解才對。如果醫生告訴病人病情和治療方法，卻無法讓病人瞭解，也就是病人聽不懂醫生的解說，那麼這個醫生很可能自己也沒有完全瞭解，這個疾病發生的真正原因是什麼。任何患者在接受醫生治療之前，都應該瞭解醫生是如何看待目前的病情，並完全瞭解醫生對於這個病情是要做出何種治療，然後患者才能決定接受治療與否的選擇。至於醫生的診斷和治療的方向是對是錯，還是要依照治療的結果來決定。

中醫對於治療疾病是有本身的基本原則，真正受過良好培訓的醫生，是會做到如何使用這些原則的。八綱辨證和六經辨證需要一定的訓練，並融入醫生的診斷中。中醫不應該用西醫的診斷用中醫治療，更不會用西醫的診斷來開中醫的方劑或開穴。也就是說，症狀是中醫診斷的根據，所謂辨證論治，是以病人患者的症狀來確定病因在那裡，才能做出正確的診斷，與西醫的診斷病名完全沒有關係。

中醫的治療是根據基本診斷

如前所述，中醫的有效性基於平衡。中醫認為，人生病的主要原因是由於身體因為過多或是不足的工作，或是心靈和情志太過和不足，而導致失去平衡。如果疾病的根源是基於生活中某些因素的過多或不足，那麼醫生會開消除這種不平衡（通過重新平衡）以實現康復的處方。

中醫師採用的四診心法望、聞、問、切。經過這四項查問，醫生可以明確的診斷出陰陽、表裡、虛實、寒熱的平衡。儘管對於如何應用針灸、草藥和食物來配合治療的診斷方法存在不同的思想流派，但只要取得積極效果，它就被認為是正確的。其最困難的是對情況和疾病的解釋，疾病是從何來的？為什麼患者氣機失衡，導致今天的病發？注重在失去平衡的原因，才能將身體健康恢復而不會再復發。確定導致不平衡的原因，是診斷中最困難的部分。一旦做出診斷，將要求患者改變習慣。如果患者改變習慣緩慢，那麼恢復就會很慢。速度和結果由患者控制。

比如，我前段時間看過一個病人。病人很珍惜自己的健康，也經常做一些鍛煉有益於他的身體。在過去的兩個月裡，他經歷過心悸；尤其是躺著的時候，心跳突然加快。他諮詢了一位西醫，醫生說化驗和檢查的結果，都沒有問題，一切正常。我開始用四診心法，問他平時都做什麼樣的運動。他喜歡每週在家附近的海裡游泳三四次。他還跑步，健身，做熱瑜伽（熱房瑜伽），每天掛單杠。他在許多這些努力中，大汗淋漓。

病人看起來很健康。但是，很明顯，他出的汗太多了。經過仔細檢查，我診斷為陰虛，我也很斷定陰虛是由於出汗過多所致。進一步檢查，陰陽兩虛。我可以治療這些不足，但如果患者不停止過度出汗，潛在的問題仍然存在，無法解決。我要求患者必須配合我的治療，在喝中藥的同時，降低運動量，多休息。他應該會在一周內看到明顯的效果。果然在那一周內，他的心悸消失了。我告訴他，必須要適度運動，太過與不及都能造成身體的不適，如果將來選擇做再做回原來的運動，他的心悸就會回來。

從這種情況來看，中醫的有效治療，只是在加速病人身體恢復平衡。就這個病人的身體來說，他只需要多休息就能恢復，也就是說，如果沒有中藥的幫助，病人的身體也自然會恢復，只是所需時間會比較長。因此，處方治療只是使身體快速的平衡，以加速恢復健康。是否願意停止過度的體力消耗，取決於患者的選擇。改變生活習慣的這種情況下，隨著身體自愈，很快的就能恢復健康。

另一種情況就是，時間長了，免疫系統的自愈力開始下降，無法自行修復，於是出現症狀。能「看到」問題的醫生，自然知道如何處理。如果醫生沒有「看」清楚，那麼他或她可能會在不告訴患者停止過度運動的情況下開藥。患者最終依靠藥物生活而沒有改變習慣，因此根本原因從未得到關注，而只是控制了症狀。只有改變習慣，才是根本的（永久的）解決辦法。

每種疾病都有其自身的原因，治病不尋源就不好治，也治不好。舉個最平常看見的例子，如果有人不小心用刀割傷了手，刀割是因，傷是病。傷口癒合後，強調避免再次割傷或是抓破自己（動作），才能使傷口完全恢復。

Alynn被診斷出患有纖維肌痛和腸易激綜合症。她接受過很多治療，包括針灸，但都沒有很好的效果。她決定開車六個小時來看我。她服用了我開給她的藥方後，看到了立竿見影地效果，減輕了她的疼痛並緩解了便秘。最終她不再需要治療便秘的藥物。現在她的睡眠品質得到了改善，能夠一覺到天亮。六個月後，纖維肌痛幾乎消失了。她開車長途跋涉，吃草藥，對這個過程很有耐心。

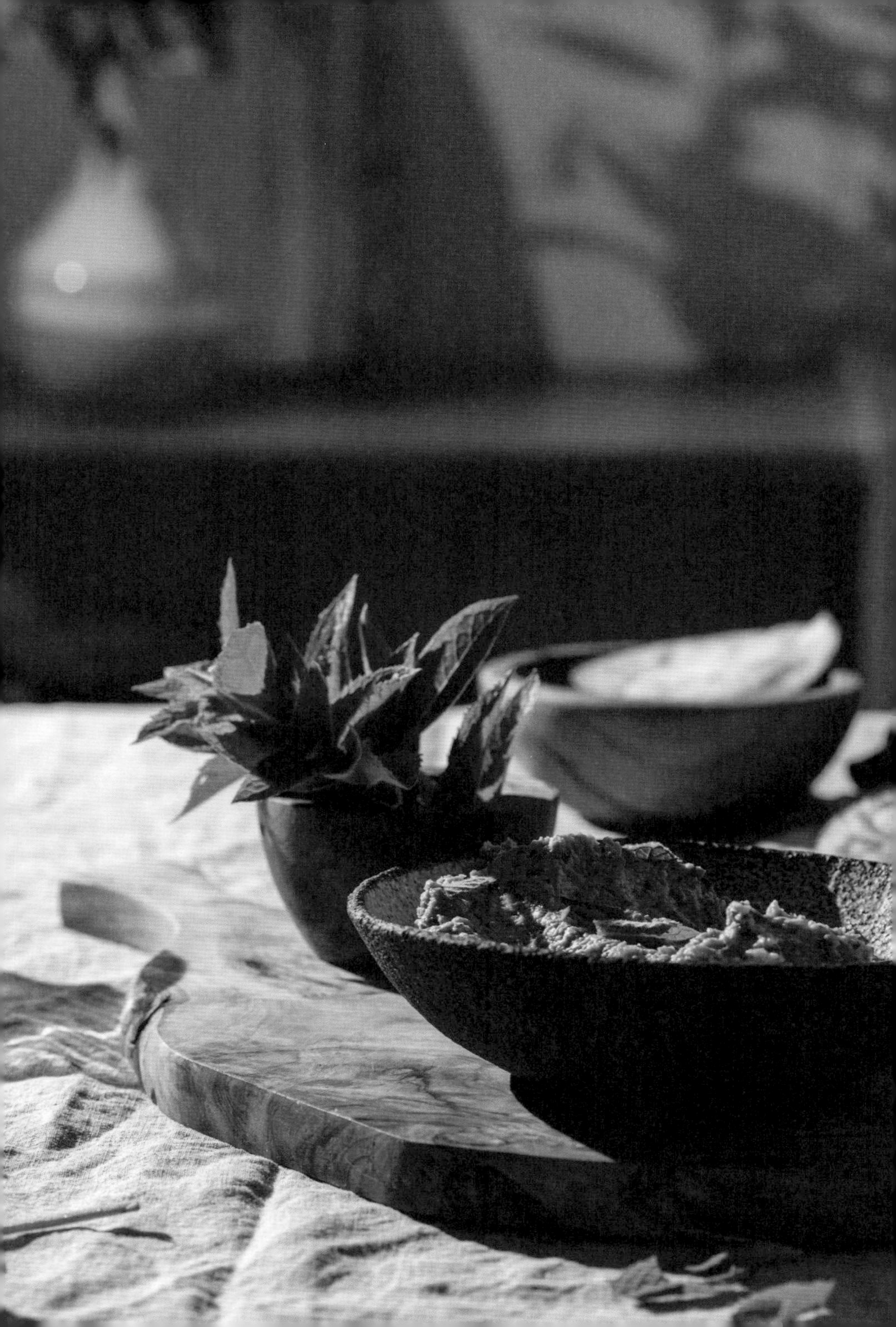

醫生常問的問題

四診心法的組成部分之一包括提問。除了望聞問切，中醫醫生可能會關注與前面概述的自檢清單相關的問題，並添加一些內容。這些問題為從業者提供了做出良好診斷所需的資料。

❖ 睡覺

問題：您從入睡到黎明醒來的頻率如何？您每天都在固定的時間醒來嗎？什麼時候？醒來後能立即入睡嗎？您會做夢嗎？您是否在夢中醒來並再次入睡？

簡短解釋：健康的人可以睡到天亮。在中醫理論中，天人合一。白天，陽氣上升，我們工作。太陽落山時，陽氣減慢。我們需要睡眠和休息，以與天地的運行保持一致。六到八個小時的睡眠是一定要的，說明身體沒有問題。如果一個人，很容易醒來或每晚無緣無故在特定時間醒來，則必須在從業者的幫助下考慮相應的問題。

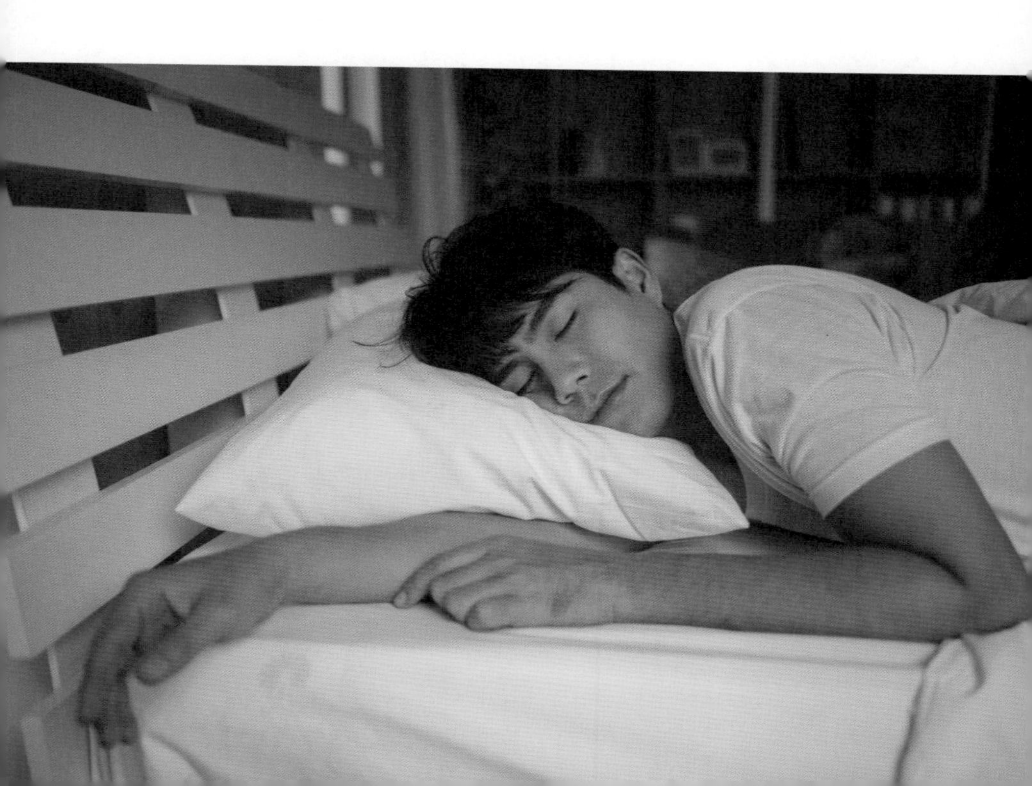

❖ 食欲

問題：你覺得餓嗎？還是你沒有胃口？你喜歡什麼樣的食物（甜、酸、苦、鹹、辣）？

簡短解釋：食欲有兩種——饑餓和味覺。一個人會有餓感，是脾臟在管的。如果一個人在三餐前都有饑餓感，說明脾運化能力好。想著失去的人，尤其當消息斷絕時，或者太想念某人或某事，就會失去食欲，會傷到脾臟。如果有人吃了東西沒有味道，那就是胰腺受傷了。最喜歡的口味與內臟有關。脾主甘，肝主酸，心主苦，腎主鹽，辛辣入肺。過量會對內臟有相對的影響。

❖ 腸道

問題：您每天大便規律嗎？您的大便是硬的還是浠淌的？大便有沒有氣味？什麼顏色？排大便前後有腹痛嗎？您覺得自己完全排乾淨了，還是不完全？

簡短解釋：健康人早上醒來大便呈條形，顏色為褐色，稠度適中，有一些氣味。早上5：00～7：00，這是大腸經行氣的時辰，所以在7點後應該開始排便。每天應該有排便1至3次，因為人一般人一天會吃三餐。大便硬，或稀爛或不成形，表示有熱或是寒。臭氣大者大腸有熱，沒有味道的就是寒。

❖ 排尿

問題：您的尿液是什麼顏色（透明、白色、淺黃色、深黃色）？小便順暢嗎？有沒有尿意？您有沒有感覺尿急憋不住？有沒有遺尿？一天平均大概幾次？晚上睡覺後有起夜小便嗎？幾次？

簡短解釋：正常喝水，人每天小便五到七次，但在夏季較少，因為流汗比較多。尿液在起床時可能呈深黃色，全天呈淡黃色這就是有溫熱。透明清澈的尿液，表明一個人全天喝水過多或是寒證。孩子晝夜小便是正常的。隨著年齡的增長，陽氣越來越虛弱，因此他們會在夜間醒來小便。臨近就寢時間多喝水的人，往往在夜間醒來的次數更多；這種行為可以成為一種習慣。如果尿液是清淡的，它應該會流動比較順暢。如果小便的壓力不夠，還要更用力或是用手壓腹部去增加壓力，或是夜晚小便更多，則說明腎氣不好。對於男性來說，前列腺可能有問題。如果小便黃熱，則尿道有熱，也就是西醫說的發炎。此外，如果需要收緊腹部以排空膀胱，則表明腎功能失去平衡，是腎陽虛。

❖ 口渴

問題：您有經常口渴嗎？您想喝熱水還是冷水？如果您不渴，會忘記喝水嗎？口渴的時候，是不是喝多少水都解不了渴？

簡短解釋：口渴和喝常溫水很重要。欲飲熱水則內寒，欲飲冷水則內熱。但是如果包括胃在內的五臟六腑在喝冷水時感到不舒服，那麼熱和寒都存在於內部。口渴不能解，有時候是熱太過了，猶如沙漠，水是留不住的，所謂飲千杯水，還是不能止渴，這種情況就是喝多了水，也不會感覺到脹滿。有時後是脾腎就出了問題，他們身體不能接受來自體外的水，這是因為體內有水停滯，造成不能吸收外來的水，這種情況就是喝水不多也會經常感到脹滿。

❖ 冷熱

提問：平時感覺身體熱還是冷？手腳冰涼？

簡短解釋：健康的人，不管他們的背景如何，都應該頭臉涼爽，手腳溫暖。頭熱，頭面發熱，這就說明有可能發燒感冒。頭暈目眩，體冷無汗，說明體內有痰飲或是水飲，胸腔膈有問題。頭是人的最高點，它比較涼，不應該過熱。手的溫度與心臟相對應。腳的溫度與小腸相對應。

心臟不斷跳動，以在特定溫度下產生熱量。肺在心臟的上方，與外界交換呼吸，保持大約96～98華氏度（36～37攝氏度）的恒定溫度。身體其餘部分的溫度由血液傳遞。

❖ 汗

提問：您容易出汗嗎？您半夜出汗嗎？您汗流不止或者根本不出汗？

簡短解釋：健康人運動時出汗均勻。冷汗、局部出汗和盜汗是不正常的。例如，一位癌症患者可以每天24小時出冷汗，儘管患者聲稱汗水感覺很熱。內陰充盈，陽氣不能盛；它一直在輻射和消亡。這種耗散叫陽耗，是大病。

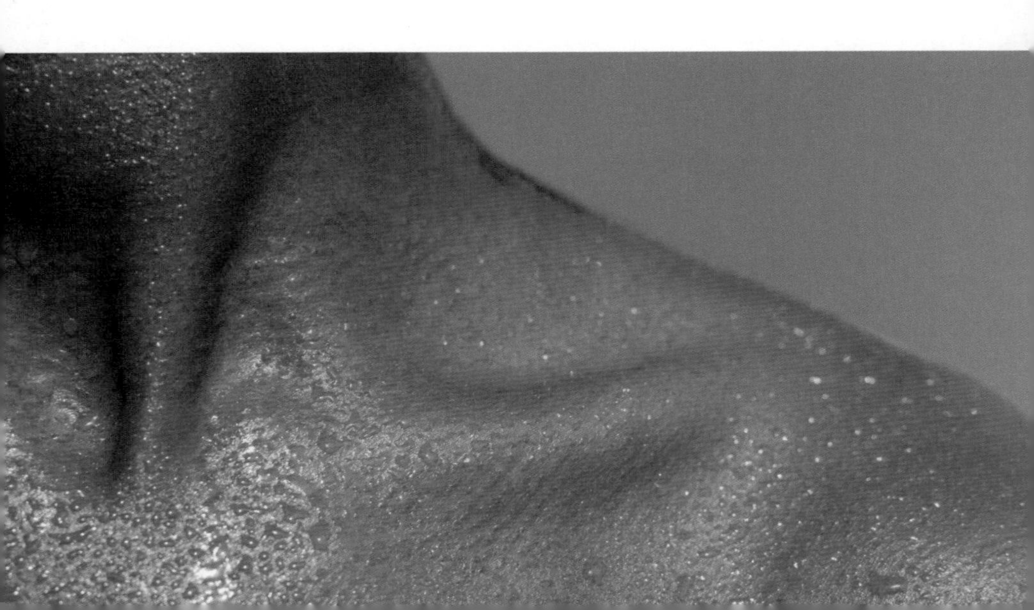

❖ 體力

提問：您的體力怎麼樣？您精神好嗎？您容易累嗎？早上起床時，您精神好嗎？您能專心注意嗎？

簡短說明：經過一夜安眠後，健康的人會在早上醒來，精力充沛，並且可以集中精力輕鬆開始新的一天。或者，有些人整天困倦疲倦，經常打哈欠。

考慮到腎臟是身體的電池。經過一個美好的夜晚，身體的電池已經充電。如果電池在早上充滿電，則電池已充滿。如果電池只有90%的電量，電池遲早會開始以較低的容量運行。人們想要睡得更久表明身體在夜間沒有得到充分充電。他們以某種方式過度使用身體。年輕人對這種過度使用的感覺不會太強烈，但老年人必須更加注意電池的使用。如果電池不能以100%的速度運行，人們必須平衡使用它的方式，否則它們會很快耗盡。

能量就是氣；如果能量高，即使有人生病，身體也能很快恢復。萬事靠氣。良好的能量通常意味著一個人是健康的。

❖ 經期

追問：仔細說明月經的細節？是延誤、提早還是準時？疼嗎？流量是輕量、中量還是大量？顏色是什麼（淺紅色或深紅色，凝塊）？是否有分泌物和異味？有過懷孕和分娩嗎？

簡短解釋：女性通常在13～14歲之間開始月經週期，並在49～50歲之間結束。健康的月經週期為4至6天，週期為28～32天（正負2天），顏色鮮紅，無血塊，無痛經和絞痛。流量開始時很輕，然後逐漸變重，第二或三天最重，然後第四天逐漸減少，猶如第二天和第一天。排卵期有時可以看見分泌物透明無色，幾乎無味，不粘稠，這是正常的。

如果這些數字差異很大，則可能表明存在不平衡，可能與器官問題（囊腫，通常較小或良性）有關。程度上取決於個人情況不同。

每個人都會在某個時候生病。人生病了，都希望有醫生幫助自己早日康復。我在治療疾病的時候，對病人的要求是非常嚴格和直接的。如果患者依從，他們很可能會迅速好轉並從疾病中康復。如果他們不合作，疾病就不容易痊癒，或者治癒速度會減慢，對患者不利。隨著時間的推移，病情會越來越嚴重，惡化到無法控制為止。例如，如果有人患有腎結石，他或她的腰部通常會很痛。患者有自己的選擇權，如果通過前往急診室，患者將接受止痛藥來控制疼痛，但不會消除結石的形成或幫助排出結石。為了停止疼痛，必須吃強烈的止痛藥讓石頭自動排出，即使這次的石頭排除了，如果沒有找到結石形成的原因，結石會繼續發生，並且會吃一輩子止痛藥。

中醫可以通過四診法找到結石形成過程的根本原因。例如肺部、腦部或脊柱（肺結核）中的細菌，或是飲入不淨飲料，或是過量，或是不夠，都會使腎功能減弱，腎內腎陽速度減慢，導致腎水中的鈣質開始蓄積。鈣堆積很快就會變成石頭。因此，要從根本上糾正腎結石的病因，必須要求患者改變生活習慣，注意飲食，排除一切可能導致腎結石疼痛的原因。

因此，患者所面臨的選擇包括為了立即或近乎立即的緩解而犧牲治癒的可能性，或者如果能透過高科技查出病情，只對查出結果去治療，有可能立即緩解症狀，但不能完全恢復健康。所以良好的醫患關係必不可少，必須互相信任和配合。

患者證言

幾年前我第一次見到倪醫生是因為我的肩膀很痛。他不僅在不需要手術的情況下解決了肩膀問題，並且100%恢復，他還逆轉了我的二型糖尿病。我能夠停止我的處方藥，今天，我的血糖水準仍然正常。倪醫生徹底改變了我的生活。非常感謝他為他人服務所做的一切。

羅布·斯威默

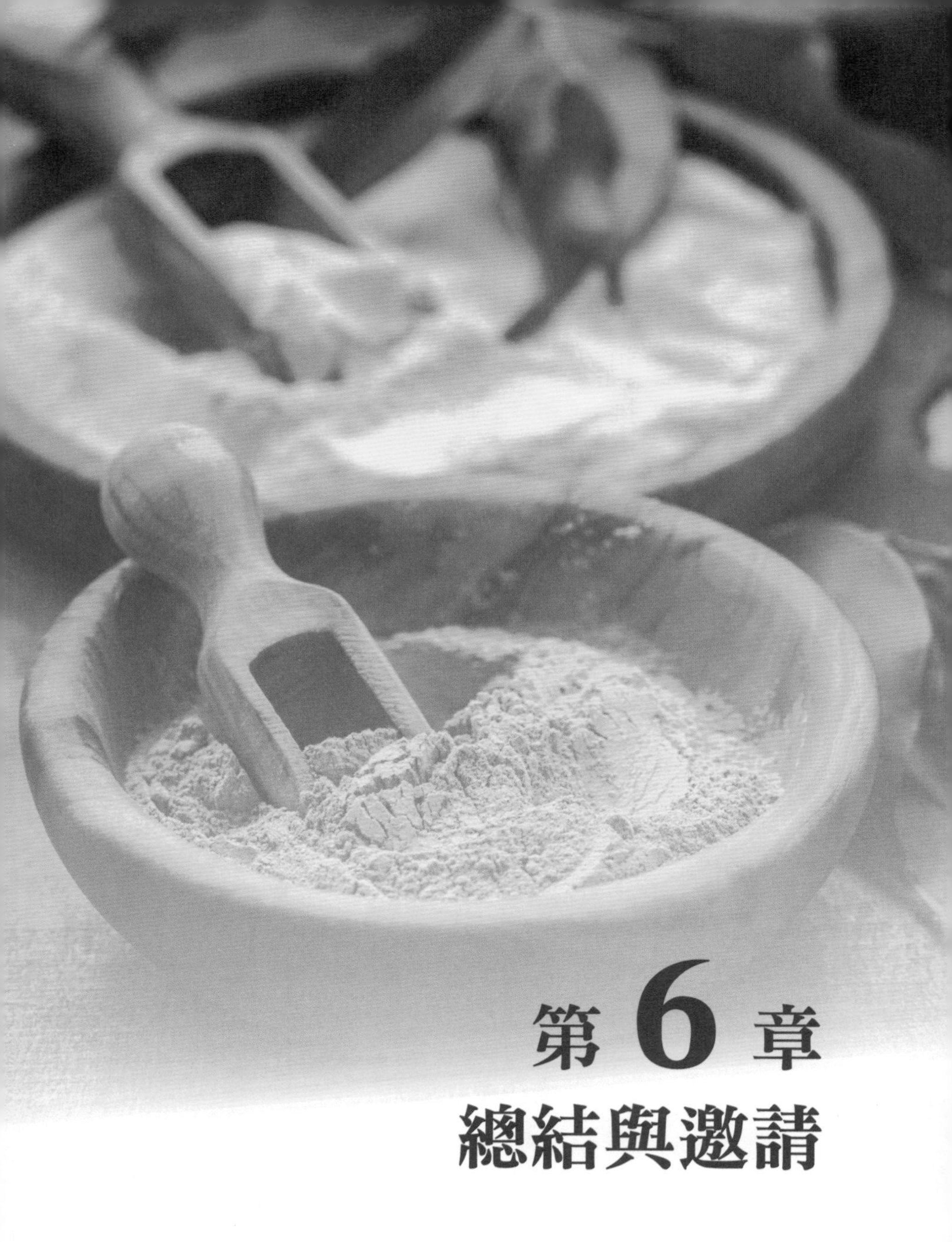

第 6 章
總結與邀請

正如我們所知，中醫關注宇宙、自然和眾生的相互關係。它的原理源於能量的這種連通性，即生命所必需的氣。這種氣也通過器官之間的相互關係表現在身體上，流經經絡。關鍵是要保持平衡的氣，包括外部環境和行為，以及內部和身體。保持平衡，健康就會持續，所以注重保持平衡是中醫預防疾病的首要目的。

在古代，預防疾病意味著整個社會都能生存甚至繁榮。這裡再次強調了相互聯繫的重要性。社會中的每個參與者都為整體健康做出了貢獻；當個體生病時，整個社會都會受到影響。今天，情況依然如此，如果我們人類能夠獲得乾淨的水和有營養的食物，加上心裡情趣，工作，作息時間都能保持一定的平衡，生活在能夠承

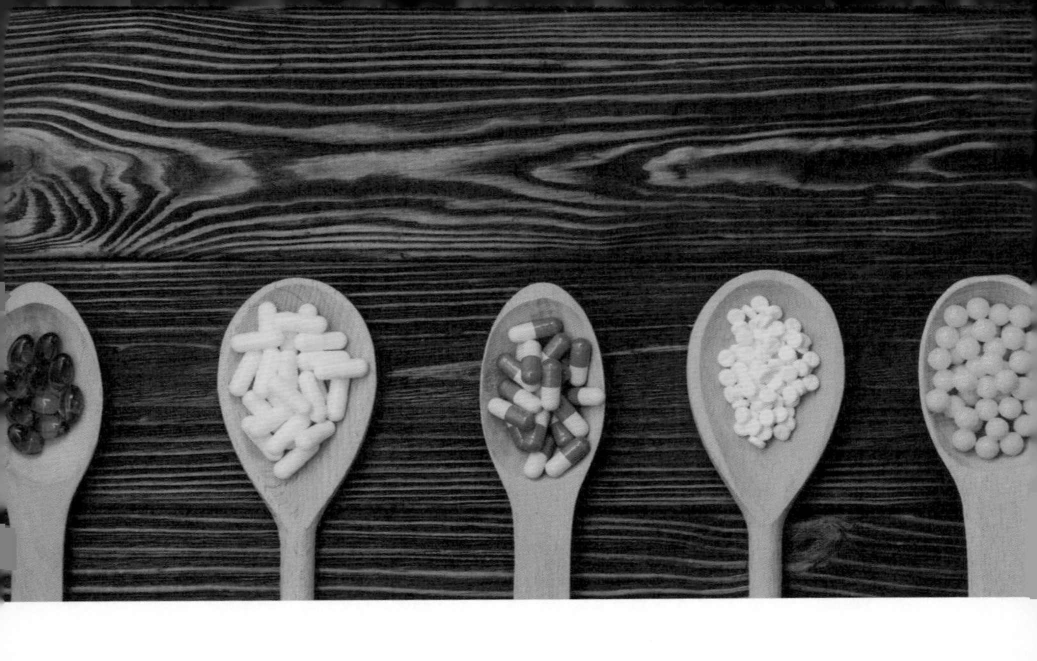

受天氣和生活不可預測性的庇護環境中，我們就有極好的機會過上健康的生活。

西醫傾向於研究身體的小部分，試圖瞭解組成人體的各個部分，其出發點與中醫完全不同。化驗檢測和命名疾病，並針對病毒和疾病的特殊性進行藥物治療，已成為西醫的基礎。我們可以看到兩種關注健康和疾病的哲理之間的顯著差異。

對於那些選擇將健康視為整體、相互關聯的努力的人來說，中醫是有意義的。有時，也可能會有將中醫與一些西方見解相結合的空間，尤其是當不再可能進行矯正或患者對草藥和針灸的反應未達到預期的康復效果時。儘管如此，中醫從預防出發，通過日常自我意識檢查和注意良好的營養以及工作、休息和享受之間的平衡，提供了一種健康的生活方式。

我邀請您考慮通過以下幾種做法，以在您的系統中保持或恢復平衡，特別是在維持或恢復健康方面。每一種實踐或教育機會都可能對您有所幫助，但適合您生活方式的組合會更好。依據您的平衡需要，醫生可能會建議一種或多種方法。

針灸

針灸是一種古老的TMC治療方式，擁有悠久且有記載的歷史。它是一個完整的醫療系統，用於預防、診斷和治療疾病，並促進健康。古代中國人發現了20條貫穿全身、循環氣的主要能量通道、經絡。通過沿著這些經絡的路線將針插入穴位，針灸師有助於恢復氣的平衡和流動，從而實現身體和諧。反過來，這種回歸開放流動為身體自我修復和保持自身健康奠定了基礎。但是如果氣太虛，針灸的治療效果就不會保持太久。草藥可用於增強身體系統，針灸可重複使用，效果更持久。針灸治療是累積的；每種治療都建立在下一種治療的基礎上。頻率和數量將取決於患者的狀況。（來自網站：https://drboni.com）

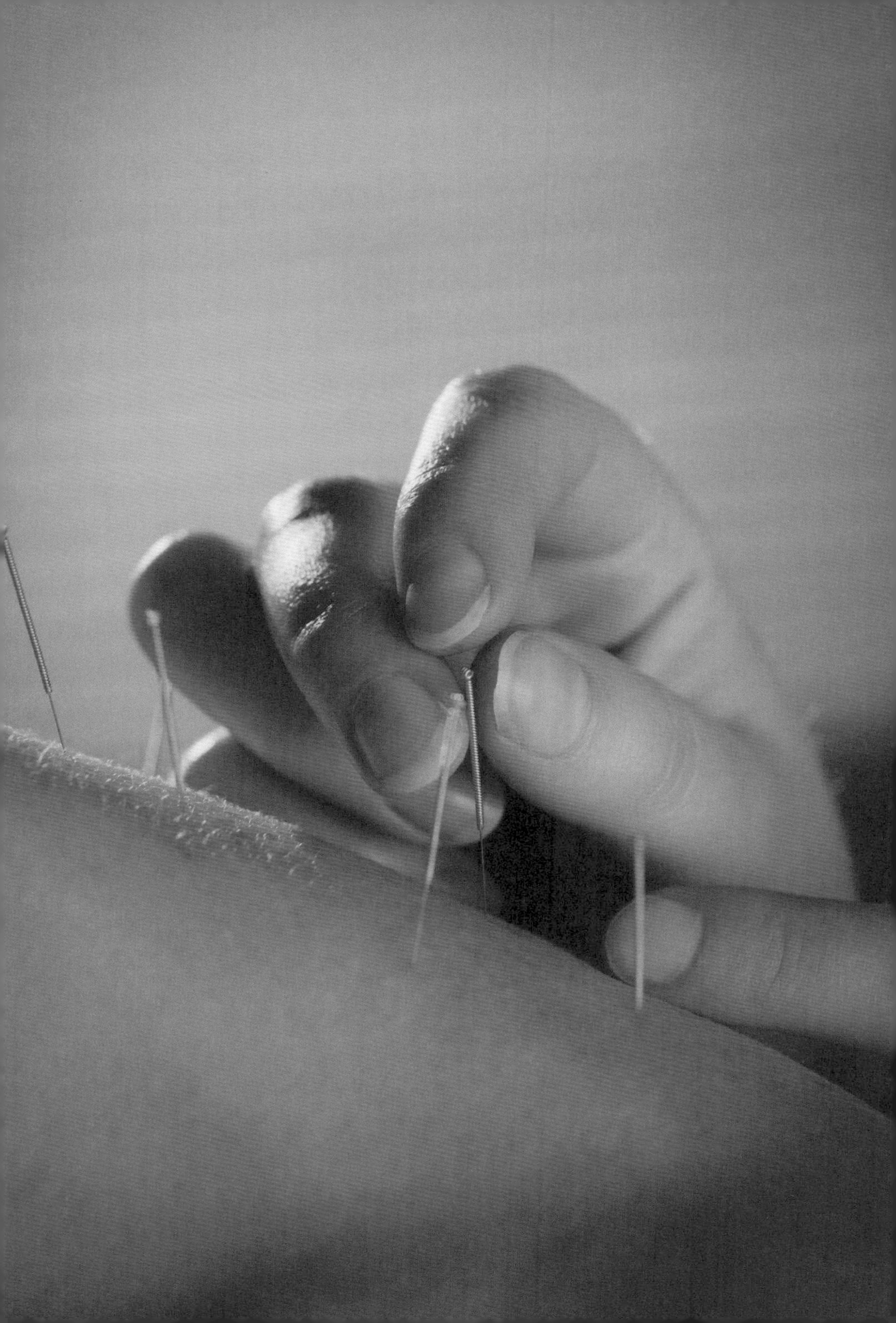

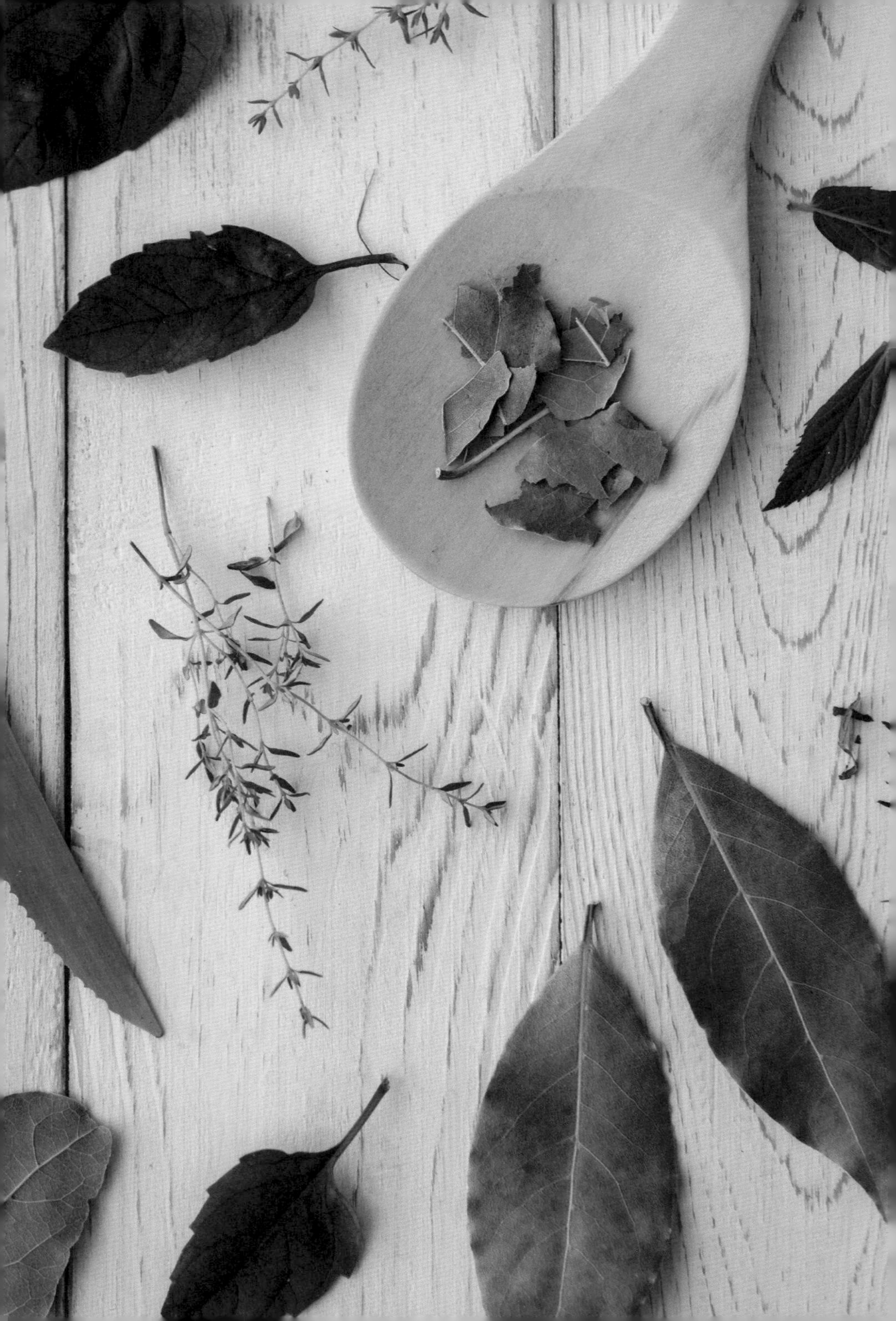

中草藥

草藥可以增強身體，使其能夠自愈。草藥的精華進入針灸經絡，調節體內能量的重要流動。中醫利用中藥的特性治療各種疾病已有超過3000年的歷史，並隨著疾病的變化而延續至今。草藥處方和配方是根據患者的需要量身定制的，因此沒有經過正規培訓過的人，不應該私下使用或是隨意使用。酌情與針灸一起治療，會對身體產生積極影響。不要去隨便相信中藥進補的讒言，這些都是很多生意人想出一些作生意的手段，以維持健康為由，做出變相的發財夢，製造出藥品短缺，原來很便宜的中藥，變成了病人吃不起藥的天價。

（來自網站：https://drboni.com）

教育

為您提供有關中醫基礎知識，如何變得健康和保持健康的免費健康研討會。通過中醫深入的培訓機會，可以進行進一步的教育。訪問網站或諮詢倪醫生瞭解更多資訊。

壓力管理

上面列出的所有方法都有助於減輕生活壓力。然而，每個人都有責任瞭解壓力的來源，無論是急性的還是慢性的，並選擇如何管理或消除壓力。職場壓力很普遍，可以通過採用溝通或建立關係的新技術來管理它，注意每天3個8小時增量的

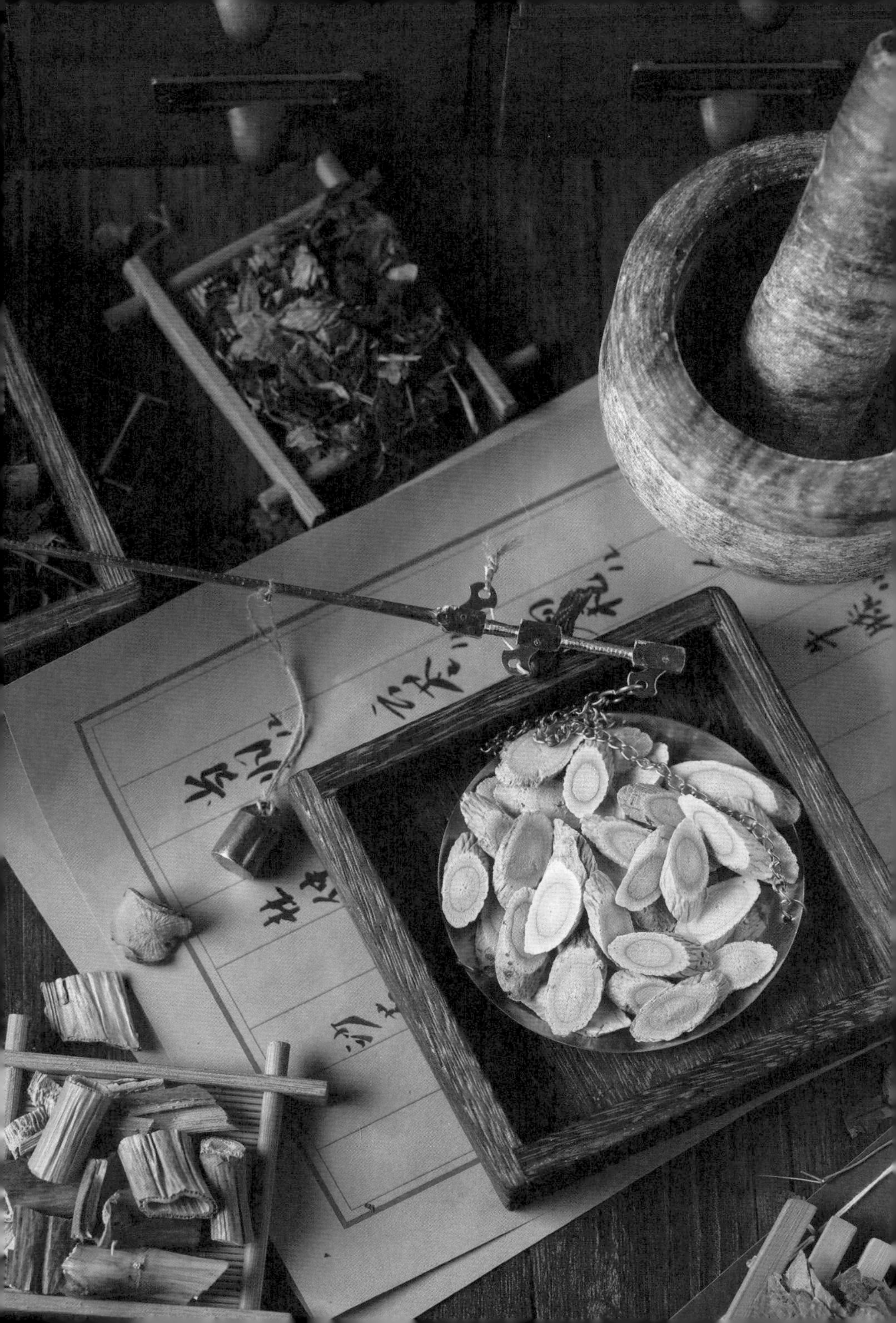

平衡，和／或選擇尋找另一份帶來正能量的工作。每一個選擇或它們的組合都不容易，但如果您追求長期健康，就必須有所改變。對於心裡上的問題，最簡單的解決辦法就是「只想你看得到的，看不到的就不要想，只解決自己能解決的問題，解決不了的問題，連想都不要想」。

對健康至關重要的是，基於平衡的整體生活方式。如果出現失衡並出現症狀，那麼我們會在症狀轉為疾病之前，就先尋求中醫師開始著手治療。忍受和永久控制疾病，並不是最好的前進方式；儘早開始並期待徹底的恢復。

患者證言

我認識倪伯時醫師已經超過28年了。1995年，當西醫對我不起作用時，我被介紹認識了倪伯時中醫師。西醫告訴我，我沒有任何問題，因為他們在他們任何測試中都找不到任何問題。當時我已經38歲了，精神萎靡，感覺體力耗盡，全身疼痛，我很痛苦，我呼吸困難，晚上因劇痛和絕望而躺在地板上哭泣，沒人能找到我的病因，更沒有治療方法。我的一個朋友剛開始在倪醫師工作的漢唐中醫學院學習，她鼓勵我去學校看看他們是否可以提供幫助。我做到了。他們做到了。剩下的就是歷史。

我的轉變非常顯著。在我開始接受為我制定的規定治療計畫（針灸和草藥相結合）後的幾周內，同事、家人和朋友開始注意到並評論他們在我身上看到的差異。不是隨時路邊就可以買到的草藥，他專門為我和我的症狀開處方和配製的草藥。不是為了掩蓋我的症狀，而是為了解決我問題的根本原因。不用說，我很高興又開始感覺像我自己了。大約8個月後，我感覺完全恢復了！從那天起，我再也沒有回頭。我的首選醫療是中醫，當然還是倪醫生。

多年來，倪醫生為我治療了各種壓力相關、環境相關以及現在一些與年齡相關的健康問題，主要是利用他豐富的草藥知識來治癒身體。我確實認為他是我的「主要醫療保健提供者」和朋友。

二十八年後，我的處方藥為零。我身體健康、活躍且精力充沛。非常感謝倪醫師的知識、經驗、慈悲和理解。我把我的生命，完託付給倪醫師。

南茜·A

身體健康

一個人要想健康，主要的秘訣是：

1. 要知足，要滿足，不斤斤計較，活在當下。
2. 看淡一切，滿足就是幸福，「貪」字念頭一定要去掉。
3. 懂得享受，如何滿足自己，在生活中如何自尋其樂。
4. 做自己能力做得到的，善待自己，不要跟自己過不去。
5. 保持樂觀，保持一定的活動，保持清閒。

6. 住家不用大，只需要足夠的空間，你住的家，不是你的置產，因為你死了以後就不是你的了。

7. 你花掉的錢才是錢，是你的財產，沒有花掉的是你的遺產。有些人有富有的命，但是有些人卻因為富有而失去了生命。

8. 人活著一天就是有福氣，就應該珍惜，人生短短幾十年，別給自己留遺憾。

國家圖書館出版品預行編目(CIP)資料

人可以不生病嗎：病的始因.倪氏漢唐經方 / 倪伯時作. --
第一版. -- 新北市：商鼎數位出版有限公司, 2024.09
面；　公分
ISBN 978-986-144-287-7(平裝)
1.CST: 中醫 2.CST: 健康法
413　　11301274

人可以不生病嗎？
病的始因 倪氏漢唐經方

作　　者　倪伯時

發 行 人　王秋鴻
出 版 者　商鼎數位出版有限公司
地址：235 新北市中和區中山路三段136巷10弄17號
電話：(02)2228-9070　傳真：(02)2228-9076
網路客服信箱：scbkservice@gmail.com

編輯經理　甯開遠
執行編輯　陳資穎
獨立出版總監　黃麗珍
美術設計　黃鈺珊
編排設計　翁以倢

商鼎官網

來出書吧！

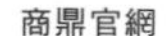

2024年9月20日出版　第一版／第一刷